PILATES Series ❹

핵심 동작으로 코어 강화, 체형 교정, 재활을 한 번에

CHAIR

PILATES Series ❹

CHAIR

초판 1쇄 인쇄 2022년 3월 30일
초판 1쇄 발행 2022년 4월 10일

지은이 김은혜, 노해나
펴낸이 한준희
펴낸곳 (주)아이콕스

교정·교열 윤혜민
디자인 프롬디자인
사진 박성영
영업 김남권, 조용훈, 문성빈
마케팅 한동우
경영지원 손옥희

주소 경기도 부천시 조마루로385번길 122 삼보테크노타워 2002호
홈페이지 www.icoxpublish.com
쇼핑몰 www.baek2.kr (백두도서쇼핑몰)
이메일 icoxpub@naver.com
전화 032) 674-5685
팩스 032) 676-5685
등록 2015년 7월 9일 제386-251002015000034호
ISBN 979-11-6426-203-8 (14510)
979-11-6426-199-4 (14510) 세트

핵심 동작으로 코어 강화, 체형 교정, 재활을 한 번에

CHAIR

김은혜 · 노해나 공저

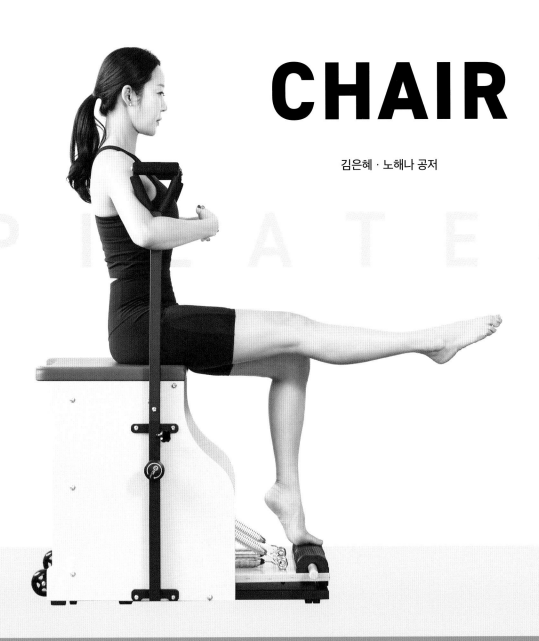

플레이북
PLAYBOOK

PROLOGUE

● 김은혜 원장

경희대학교에서 체육학을 전공하였으며 오랜 시간 VIP 고객들을 담당하는 트레이너로 활동했다. 현재는 퍼스트 필라테스 아카데미의 원장으로 필라테스 지도자 과정을 운영하며 교육하고 있다.

지금까지의 경험을 살려 강사로서 갖춰야 하는 기본지식과 역할, 자세 등을 더 많은 분들에게 전하고 싶은 마음으로 이 책을 집필하게 되었다.

필라테스는 현대 해부학과 운동 과학을 바탕으로 고안된 신체 단련 운동이기 때문에 어떤 운동보다 과학적이다.

건강한 사람들은 물론 통증이 있는 사람들도 자세의 교정, 신체의 균형, 자연스러운 움직임을 통해 건강 그 이상으로 삶의 모든 면에 긍적적인 영향을 줄 것이다.

필라테스 지도자는 수업의 환경을 이끄는 것뿐만 아니라 회원이나 학생들에게 영감을 주는 리더십, 인성, 친목 그리고 책임감이 필요하다. 또한 회원이나 학생들이 새로운 기술을 배우고 목표를 달성하여 스스로 자신감을 갖도록 최선을 다해 독려하고 동기 부여를 해주어야 한다.

이 책이 그 역할을 하는 데에 큰 도움이 되길 바란다.

● 노해나 원장

어느 날 어떤 회원님께서 "선생님 같은 선생님이 많았으면 좋겠어요. 선생님과 같은 선생님을 만드는 일을 하세요."라는 말을 했던 기억이 난다.

강사로서 듣는 최고의 칭찬이었다. 그로부터 10년, 점점 그 길로 가고 있는지도 모른다.

지금 생각해보면 모든 것들이 선택의 연속이었고, 답은 없었다. 정말 뭐 하나 쉬운 결정이 없었다. '인생은 스스로 만들어가는 것'을 깨달으며 선택의 기로마다 내가 하고 싶고 좋아하는 일들이 뭘까, 그중에 지금 내가 가지고 있는 것들을 버리지 않고 오히려 가치를 더할 수 있는 것들이 무엇일까를 고민하며 결정했다. 온전히 그 결정으로 인해 일어나는 일들은 스스로 감당해야 했지만, 그럼에도 불구하고 계속 나아갈 수 있었던 이유 역시 온전히 자의로 시작한 일들이며 매 순간 모든 열정을 쏟을 수 있는 가치를 부여했기 때문이다.

물리치료사에서 필라테스 강사로 13년 동안 활동할 수 있었던 이유이다.

우리는 필라테스라는 운동을 통해 건강을 전달하고, 다른 사람의 몸과 마음을 바꾸고, 건강 상태를 바꾸고, 일상을 바꾸는 일을 하고 있다. 그렇기 때문에 자부심과 사명감을 가져야 한다. 그냥 대충대충 가벼운 마음이라면 지금이라도 마음을 고쳐먹어야 한다.

우리는 운동을 가르치는 선생님이며, 다른 사람들의 삶이 더 나아질 수 있도록 돕는 조력자인 동시에, 필라테스라는 운동을 제대로 널리 알리는 전달자이기도 하다. 때문에 진정으로 Joseph Hubertus Pilates가 이 운동을 통해 무엇을 전달하려고 하는지 필라테스의 철학부터 관심을 가져야 한다. 또한 모든 동작에 대해서 제대로 숙지하며 이해하고 있어야 하며, 똑같은 동작도 반복된 연습을 통해서 더 깊이를 느껴봐야 한다.

강사로서 나의 가르침이 사람들에게 긍정적 또는 부정적 영향을 줄 수도 있기 때문에 이로운 영향을 미치기 위해서는 공부하고 더 연구하는 노력을 해야 한다.

그런 의미에서 이 책은 필라테스 각각의 기구를 통해 움직임을 전달하고 수행하는 동안, 꼭 알아야 할 핵심 요소들과 필라테스를 공부하고 가르치는 강사들이 알아야 하는 가장 기본적인 필수 지식을 담고 있다. 필라테스를 사랑하는 한 사람으로서 좋은 가르침을 위해 노력하는 많은 강사들에게 도움이 되었으면 좋겠다. 더 나아가 내 몸을 소중히 아끼고 스스로를 사랑하는 많은 사람들에게 도움이 되길 바란다.

PILATES PRINCIPLE

● **Breathing 호흡**

"호흡은 생명의 처음이자 마지막 활동이다. 정확하게 호흡하는 방법을 배우는 것이 가장 중요하다."
"몸에 바람을 충분히 넣었다가 빼듯이 폐를 완전히, 충분하게 팽창시키고 수축해야 한다."

-Joseph H. Pilates

필라테스가 가장 강조한 원리로 호흡은 동작을 집중 및 강화시키고, 자연스러운 움직임을 촉진한다.

● **Centering 중심화**

'파워하우스'라고도 불리는 '코어'에 몸과 마음을 집중하는 것이다.
필라테스에서 모든 움직임은 중심에서 바깥쪽으로 퍼지며, 중심화를 통해 동작과 동작의 연결이 자연스럽게 유지될 수 있다.

● **Concentration 집중**

"운동을 할 때마다 올바른 동작에 집중해야 한다. 무의식적인 반응이라고 할 수 있을 정도로 올바르게 수행하여 숙달되면, 이 운동은 여러분의 일상적인 활동에 우아함과 균형을 줄 것이다."

-Joseph H. Pilates

정확하고 세심한 부분까지 집중하면서 모든 움직임에 몰입하여 운동의 효과를 극대화한다.

● **Control 조절**

"여러분의 온몸은 온전히 정신에 의해 조절된다는 것을 명심해야 한다."
"좋은 자세는 몸의 모든 매커니즘이 완벽하게 조절될 때 성공적으로 얻어진다."

-Joseph H. Pilates

필라테스 운동법은 원래 '조절학(contrology)'이라고 이름을 붙였을 정도로 몸과 마음을 엄격하게 수련하는 것을 중요하게 생각했다.

마음이 각각의 분리된 움직임을 통제하여 조절된 움직임은 효율적인 동작을 이끌어낼 수 있다.

● Flow 흐름

동작과 동작을 연결하여 움직임을 끊기지 않고 수행하는 동안 온몸에 에너지를 전달할 수 있고 몸 전체를 활성화하여 신체와 정신을 연결할 수 있다.

● Precision 정확성

필수적으로 꼭 알아야 하는 마지막 기본 원리로 동작을 수행하는 동안 신체의 정확한 위치, 힘의 방향, 정렬선에 대해 명확하게 가르침을 받아야 하고 가르침을 주어야 한다.

BASIC PLACEMENT

● **Basic placement란?**

생체역학원리를 기반으로, 부상을 막고 효율적인 운동을 가능하게 한다.
더불어 Target muscle을 더 잘 사용할 수 있게 한다.

1. Breathing(호흡)
2. Pelvic placement(골반의 정렬)
3. Rib cage placement(흉곽의 정렬)
4. Scapular movement & stabilization(견갑골의 움직임과 안정화)
5. Head & cervical placement(머리와 경추의 정렬)

＊ What, Why, How를 적용해서 설명해야 한다.

1. BREATHING

숨은 코로 마시고 입은 얇은 모양으로 만들어 내쉰다.
폐의 하부와 Rib cage의 앞, 뒤, 옆을 모두 사용하는 3D 호흡을 한다.
깊은 호흡을 통해 신체의 이완을 돕고, 목과 어깨의 불필요한 긴장을 해소할 수 있으며 복부 깊은 곳에 위치한 근육들(Pelvic floor, Transverse abdominal)도 사용할 수 있다.
Pelvic floor와 TVA(Transversus abdominal)를 활성화하여 Lumbo-pelvic region의 안정을 찾을 수 있다.
Pelvic floor는 Sit bone, Pubic, Tail bone에 걸쳐 있는 얇은 막으로 장기를 보호하고 있으며, 이를 호흡에 활용할 경우 TVA의 활성화를 돕는다.

호흡할 때는 15~20% 정도의 긴장을 유지한다.

TVA는 복부 근육 중 가장 안쪽에 위치하고 있으며, 허리부터 배를 감싸고 있다.

TVA와 Pelvic floor를 연결하며 수축할 때 Multifidus도 같이 사용된다.

마시는 호흡에 갈비뼈를 앞, 옆과 뒤로 팽창시키고 Rib cage가 열리며 척추는 Extension된다. 내쉴 때 Rib cage는 닫히며 척추가 Flexion된다(움직임의 인지를 높이기 위해서 Flex forward인 상태에서 함께 Breathing을 진행한다).

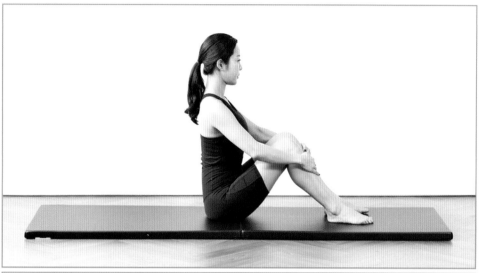

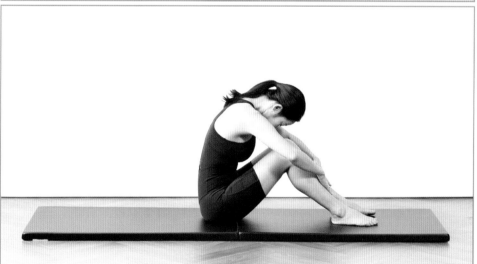

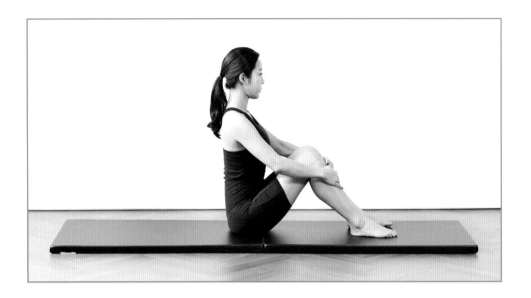

2. PELVIC PLACEMENT

● **Neutral Position**

Pelvic floor와 TVA의 활성화가 가장 잘되는 자세로, 운동 중 충격 흡수에 유리하다.

CKC(Close kinetic chain) 동작에서 주로 사용하지만, 복부의 힘이 충분히 강하다면 OKC(Open kinetic chain)에서도 활용할 수 있다(반면, 복부의 연결성이 떨어지는 경우 CKC에서도 Imprint로 동작을 수행할 수 있다).

ASIS와 Pubic이 바닥과 평행을 이루고, Lumbar 밑에 손가락 2~3개가 들어갈 수 있는 공간이 확보되어야 한다.

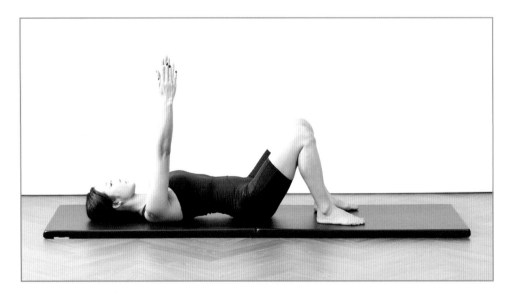

● **Imprint position**

Neutral position에서 Oblique를 사용하여 허리와 바닥에 공간이 뜨지 않도록 자세를 만들며, 엉덩이 근육은 절대 사용하지 않는다(큰 근육을 사용하지 않고 복부의 힘으로 Lumbar pelvis region의 안정화를 시킨다).

Lumbar에 Flexion이 발생하고, Pelvis는 Posterior tilt이 된다.

OKC 동작을 수행할 때 주로 사용하며, 허리전만이 심한 경우 안정화를 위해 복부의 Support를 받으며 Lumbar pelvic region이 안정화된 상태에서 진행한다.

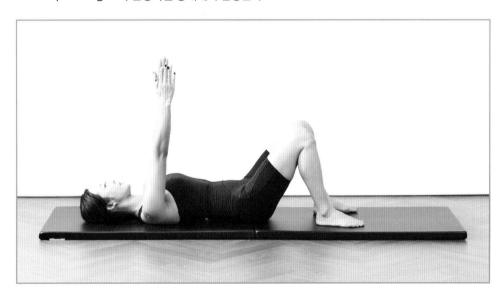

3. RIB CAGE PLACEMENT

Breathing과 Arm movement는 Rip cage의 안정화에 영향을 준다.

3D 호흡으로 Rib cage의 앞뒤와 옆을 사용하는 것을 인지시켜야 한다(마실 때 옆, 뒤로 Rip cage가 열리고 척추가 살짝 Extension되며 내쉴 때 Rip cage가 닫히고 척추가 살짝 Flexion된다).

팔을 Over head할 때, Rip cage가 들리지 않도록 호흡으로 조절해주며 Oblique를 사용하여 Rip cage를 안정화시켜 척추를 Neutral로 유지한다.

● Starting position

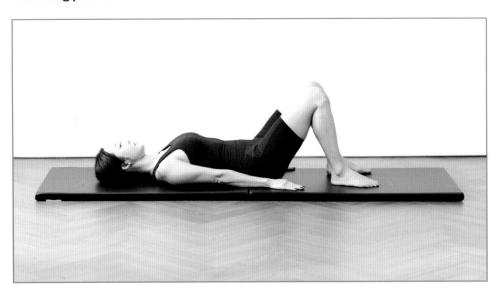

● Arms reach to ceiling

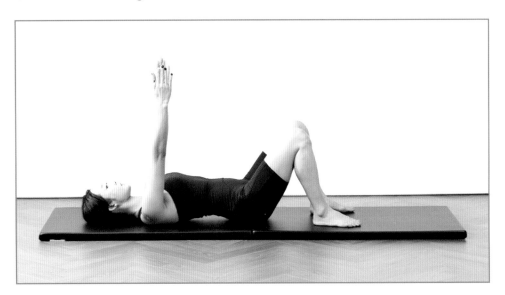

● **Arms reach overhead**

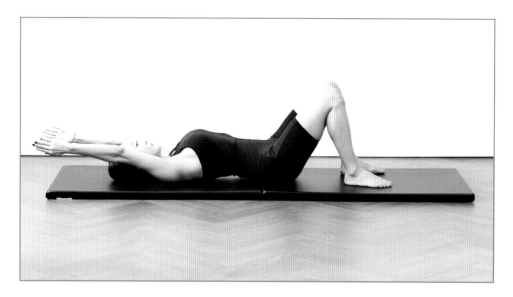

4. SCAPULAR MOVEMENT & STABILIZATION

흉곽에서 견갑골을 안정화하는 것은 경추를 지지해줄 뿐만 아니라 팔과 몸통의 연결 부위이기 때문에 매우 중요하다.

견갑골은 흉벽에 근육으로 연결되어 있으며, 뼈와 연결된 곳은 쇄골이 유일한 접합부이다. 흉곽과 척추에 직접적으로 관절을 이루며 연결되어 있지 않기 때문에, 가동성이 매우 크지만 안정성은 떨어진다.

견갑골의 안정화와 팔의 더 큰 가동 범위를 만들기 위해서는 먼저 견갑골의 움직임을 이해해야 한다.

견갑골의 6가지 움직임
거상(elevation, upward)
하강(depression, downward)
후인(retraction, inward)
전인(protraction, outward)
상방 회전(upward rotation)
하방 회전(downward rotation)

견갑골은 앞과 같이 크게 6가지 움직임이 가능하며, 이 움직임들을 복합적으로도 수행할 수 있다. 이러한 견갑골은 팔과 흉추의 움직임에 영향을 받는다.

예를 들어 팔을 머리 위로 들어 올리는 움직임 동안에는 견갑골은 자연스럽게 올라가고 상방 회전되며 흉추가 굴곡하는 동안 견갑골은 전인된다.

견갑골의 안정화가 이루어지면 견갑골 주변을 감싸고 있는 근육들을 효율적으로 활용하여 불필요한 움직임을 막고 더 정확하게 운동을 수행할 수 있기 때문에 이는, 모든 운동의 시작이며 운동을 시작하기 전에 먼저 안정화가 이루어져야 한다.

움직임의 변화를 위해서는 기본적으로 항상 견갑골의 안정화에 대해 의식해야 한다.
1) 척추를 바로 세운 상태에서 팔을 편안하게 둘 때
2) 척추를 굴곡하거나 신전할 때
3) 팔이 다양한 방향으로 움직일 때

예를 들어 매트에 누운 자세에서 상체가 굴곡할 때 견갑골 안정화를 만들어주면 목의 긴장, 견갑골의 과도한 전인, 상완골의 내회전을 막을 수 있다.

이 책의 운동 동작 설명에서 나오는 견갑골 안정화 근육은 전거근, 승모근, 능형근, 견갑거근, 소흉근에 초점이 맞춰져 있다.

견갑골의 중립 자세는 개개인의 편안한 자세와는 다르다.

이상적인 정렬 자세는 움직임을 통해 개인에 맞게 만들어주어야 한다.

앞선 기본적인 견갑골의 움직임 이해를 바탕으로 더 나은 필라테스의 움직임을 수행하게 만드는 것이 이 책의 목표다.

● Scapular elevation & depression

· Scapular elevation

손바닥으로 매트를 쓸어 올리는 느낌으로 어깨와 귀 사이의 공간을 좁히며 최대한 귀 방향으로 견갑골을 끌어올린다.

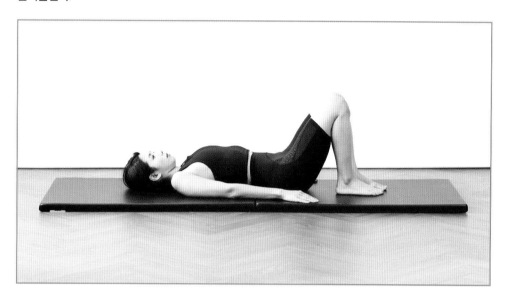

· Scapular depression

손바닥으로 매트를 쓸어내리는 느낌으로 어깨와 귀 사이의 공간을 넓히며 최대한 골반 방향으로 견갑골을 끌어내린다.

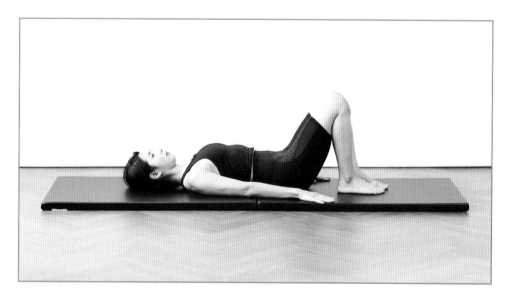

● **Protraction & retraction**

· **Neutral**

견갑골의 전인과 후인의 중간 위치이며 측면에서 견봉이 고관절, 요추, 귓볼과 일직선을 유지한다.

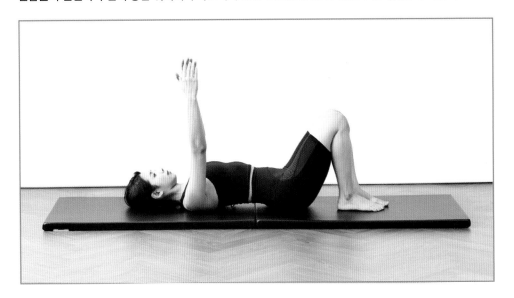

· **Protraction**

견갑골의 내측연을 척추의 극돌기와 멀어지도록 손끝을 천장 방향으로 멀리 보내며 견갑골과 척추 사이의 공간을 최대한 넓힌다.

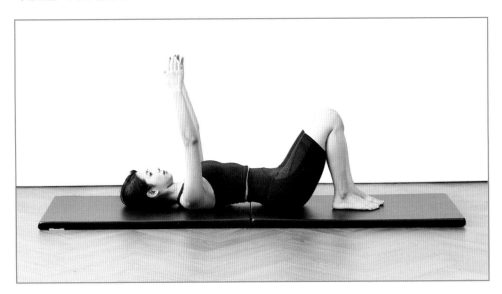

· Retraction

손끝은 천장을 향하도록 유지하며 견갑골의 내측연을 척추 방향으로 가깝게 모아주며 견갑골과 척추 사이의 공간을 최대한 좁혀준다.

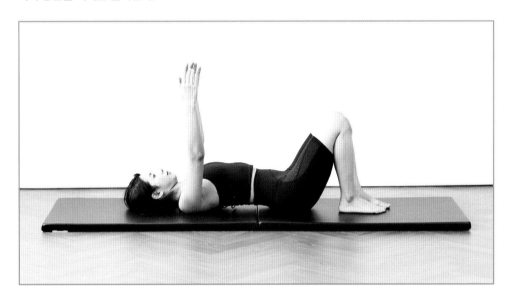

| SITTING |

· Neutral

견갑골의 전인과 후인의 중간 위치이며 측면에서 견봉이 고관절, 요추, 귓볼과 일직선을 유지한다.

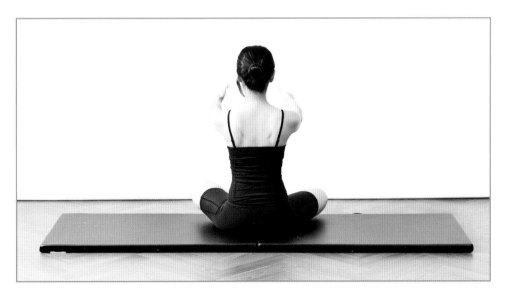

· Protraction

견갑골의 내측연을 척추의 극돌기와 멀어지도록 손끝을 전방으로 멀리 뻗어 견갑골과 척추 사이의 공간을 최대한 넓힌다.

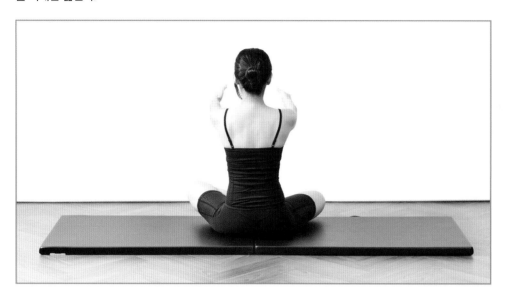

· Retraction

팔은 어깨높이만큼 유지하며 견갑골의 내측연을 척추 방향으로 가깝게 모아 견갑골과 척추 사이의 공간을 최대한 좁혀준다.

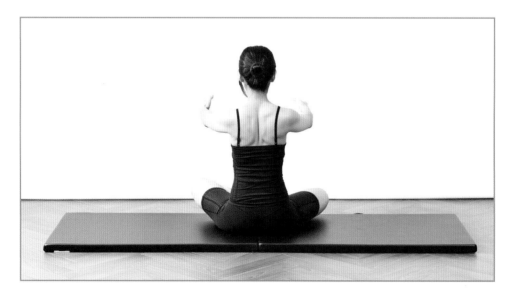

5. HEAD & CERVICAL PLACEMENT

Head와 Cervical의 Neutral은 정면에서 보았을 때 코끝과 턱 끝, Sternum이 같은 선상에 정렬되어 있다. 머리가 어깨 정가운데 있으며 측면에서 보았을 때 귓볼이 어깨와 수직선상에 있고, Cervical이 자연스러운 전방 경사를 이루고 있는 모습이다.

경추는 자연스러운 곡선을 유지해야 하고 두개골은 수직일 때 어깨 위에서 균형을 잡는다.
이러한 경추와 두개골의 정렬은 모든 운동의 시작 자세에서 유지되어야 한다.
만약 자세가 척추후만증이거나 목이 앞으로 나와 있다면 누운 자세에서 경추에 쿠션이나 베게를 받쳐서 경추에 과신전이나 불필요한 긴장이 되지 않게 해주며, 목과 어깨의 과긴장을 해소하기 위해 바른 위치를 찾아주는 것이 중요하다.
경추는 굴곡, 신전, 외측 굴곡, 회전 움직임 동안 언제나 흉추와 같은 선상에서 움직인다.
Cranio-vertebral flexion(head nods)는 C1~C2에서만 일어나는 작은 움직임으로, Cervical의 Dynamic stability(동적 안정성)를 찾기 위해 활용한다.
상체를 Flexion할 때 주로 사용하며, 이때 턱을 너무 깊게 누르지 않는다.
이상적인 움직임은 흉추 굴곡의 움직임 동안 언제든 적용되어야 한다.
누워 있는 상태에서 상체를 굴곡할 때, 흉추의 굴곡에 집중하며 경추의 과도한 굴곡이 일어나지 않게 한다.
이상적인 경추 굴곡은 턱을 너무 깊게 숙이지 않고 턱과 가슴 사이에 충분한 공간이 유지되어야 한다.

● **Neutral cervical alignment**

매트와 목 사이의 공간이 유지되며 머리를 정수리 방향으로 길게 늘린다.

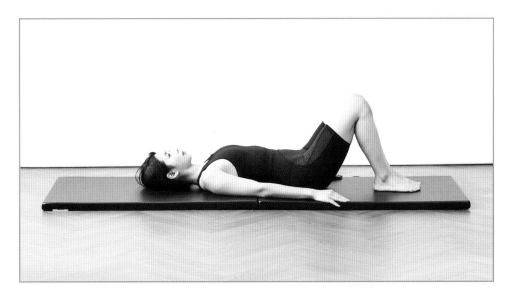

● Cranio-vertebral flexion

뒷목을 길게 늘리며 턱을 가슴 쪽으로 당겨 유지한다.

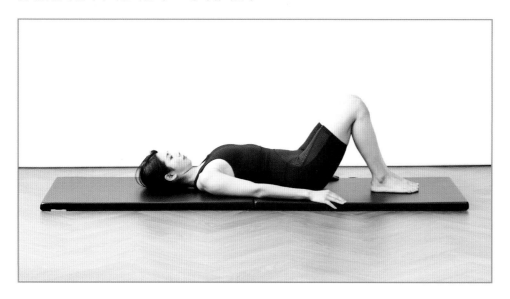

● Correct upper body flexion

머리와 목 사이의 공간을 유지하며 상체를 견갑골까지 올려 상부 흉추에 굴곡을 만든다.

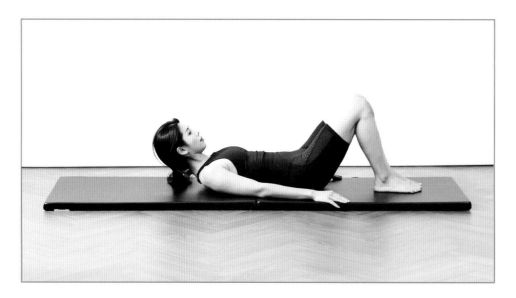

● **Overextension of cervical**

상부 흉추를 굴곡하며 머리를 과도하게 신전한 상태이다.

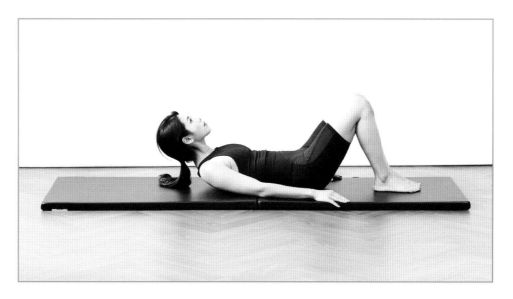

● **Overflexion of cervical**

상부 흉추를 굴곡하며 머리를 과도하게 굴곡한 상태이다.

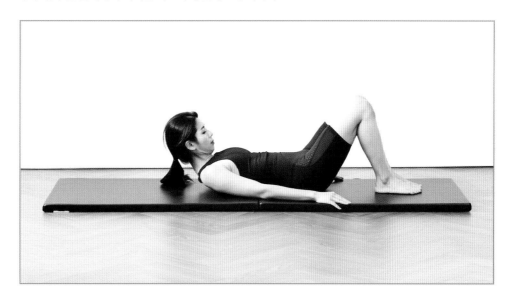

엎드려 있는 상태에서 상체를 신전할 때 경추는 흉추와 일직선이 되게 들어 올리며 경추의 과신전 또는 과도한 압박이 되지 않게 주의해야 한다.

시선 또한 경추의 위치에 영향을 준다.

누운 자세에서 상체를 굴곡할 때 경추의 적절한 정렬을 유지하기 위해 또는 시선의 위치에 따라 경추의 적절한 정렬을 유지하기 위해 굴곡의 정도를 적절하게 조절할 수 있다. 흉추 신전에서도 동일하게 한다. 모든 움직임에서 시선의 위치는 머리, 경추, 흉추가 바른 정렬을 유지하기 위해서 확실하게 해야 하며 머리의 바른 정렬을 통해서 좀 더 편안한 경추를 만드는 데 목표가 있다.

● Correct upper body extension

머리는 몸통과 일직선을 유지하며 상체를 신전하는 동안 골반의 중립을 유지하려고 한다.

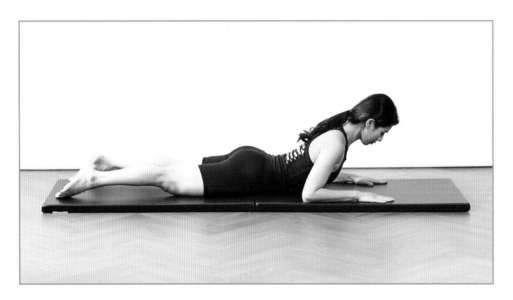

● Overextension of cervical

상체를 신전하며 경추를 과도하게 신전한 상태이다.

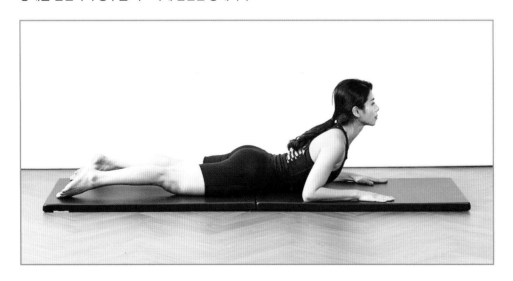

● **Overflexion of cervical**

상체를 신전하며 경추를 과도하게 굴곡한 상태이다.

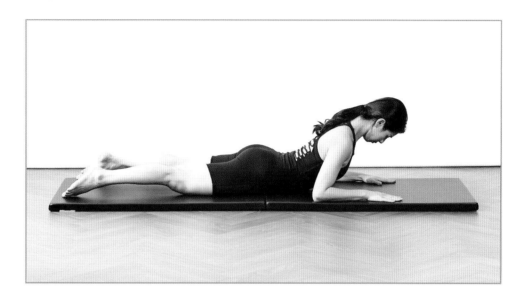

CHAIR

1. 부위별 명칭

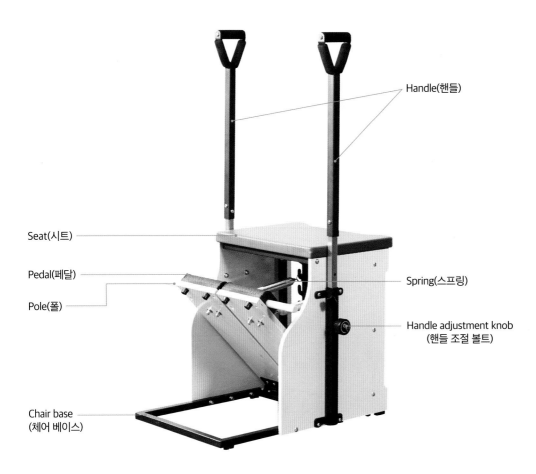

Handle(핸들)

Seat(시트)

Pedal(페달)

Pole(폴)

Spring(스프링)

Handle adjustment knob
(핸들 조절 볼트)

Chair base
(체어 베이스)

2. 세팅 방법

● 스프링 강도 조절

B(검정, Heavy), W(흰색, Light)

높은 위치에 걸수록 저항이 높아지고, 낮은 위치에 걸면 저항이 낮아진다.

3. 주의 사항 및 관리

- 스프링과 부착 부위를 확인한다.
- 페달의 경첩과 부착 부위를 확인한다.
- 페달에서 신체 부위가 미끄러지거나 스프링이 팽팽한 상태에서 갑자기 페달을 놓지 않도록 주의해야 한다. Spotter를 손이나 발로 보조한다.
- 운동 전 스프링이 확실하게 고정되어 걸려 있는지 확인하고 정기적으로 스프링을 교체해야 한다.

CONTENTS

1

LEG WORK

2

ARM WORK

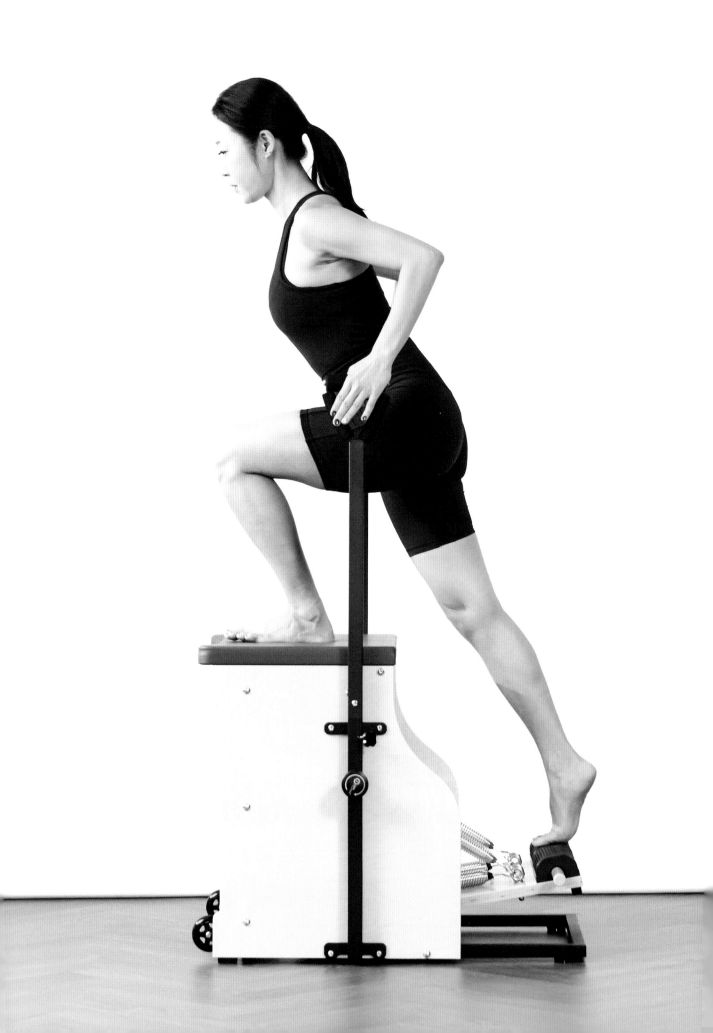

1

LEG WORK

01.①

FOOTWORK
Toes Apart Heels Together

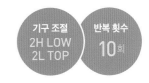

기구 조절
2H LOW
2L TOP

반복 횟수
10회

● **운동 목표**: 고관절과 무릎의 굴곡과 신전을 반복하는 동안 고관절의 외회전 상태와 척추의 중립 상태를 유지한다.
● **목표 근육**: 고관절 신전근, 대퇴사두근, 고관절 외회전근(내전근, 저측 굴곡근)

● **시작 자세**: Sitting / Neutral
페달을 바라보고 시트의 끝에 바짝 붙어 앉아 준비한다.
하지: 발의 앞꿈치를 페달 위에 올리고 뒤꿈치끼리 붙여 V 형태의 발 모양을 만든다. 무릎은 어깨너비보다 약간 넓게 벌려 무릎과 두 번째 발가락이 같은 방향을 보도록 외회전한다. 발목은 Plantar flexion으로 유지한다.
상지: 팔로 핸들을 감싸 안는다.

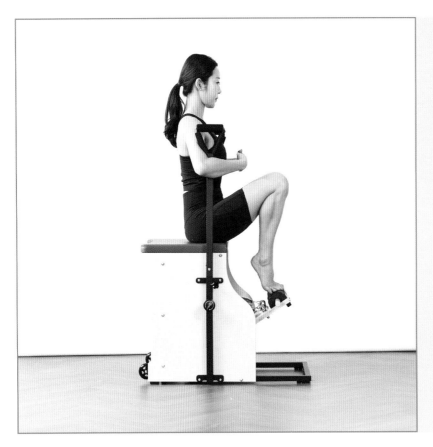

1

Inhale: 꼬리뼈에서 정수리까지 일직선을 유지하며 앉아 준비한다.

● **주의 사항**

1. 몸통을 안정시키기 위해 팔에 의지하지 않고 코어의 힘을 사용한다.
2. 상체가 앞이나 뒤로 기울지 않도록 골반의 Neutral 상태를 유지한다.
3. 목과 어깨에 불필요한 긴장이 생기지 않도록 주의한다.
4. 고관절의 외회전 상태를 유지하여 무릎과 발의 정렬에 유의한다.

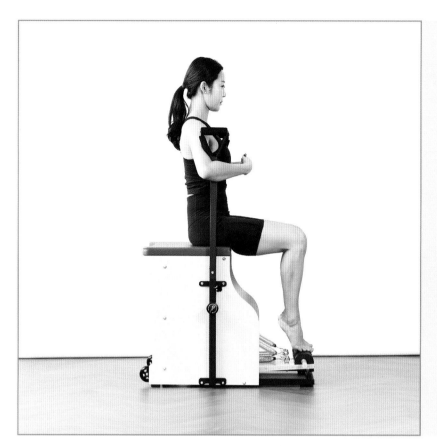

Exhale: 무릎을 펴서 페달을 밀
어 내린다.

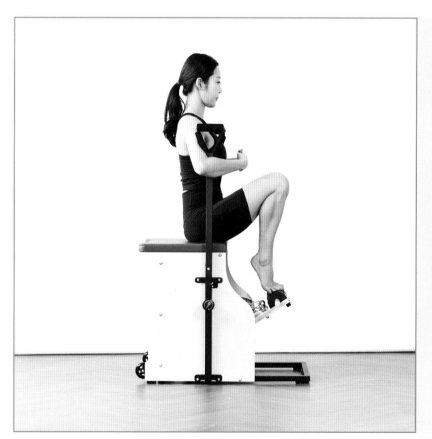

Inhale: 무릎을 접고 시작 자세
로 돌아간다.

1. **Chair를 벽에 붙여서 진행**
   쿠션, 박스, Arc barrel을 등 뒤에 받쳐 상체 안정화에 도움을 준다.

2. **가동 범위를 줄여 Pulse하기**
   가능한 범위까지 페달을 밀어 내린 후 무릎을 약간만 접어 올린 상태에서 Exhale에 페달을 내리는 연습을 진행한다. 가동 범위가 줄어들어 안정성이 높아진다.

3. **무릎 사이에 쿠션, 공, 패드 끼우기**
   내전근 활성화를 인지하기 쉬워진다.

4. **Flex band로 허벅지를 묶고 동작하기**
   외전근 사용을 강조할 수 있다.

5. **팔 위치 바꾸기**
   팔로 핸들을 감싸 안지 않고 손끝을 시트 측면에 대고 진행하여 견갑을 안정화할 수 있다. 혹은 Genie arm(어깨높이에서 전완끼리 포갠 상태)으로 동작의 난이도를 높이거나 양팔을 가슴 앞에 X자로 포개서 어깨와 목의 긴장을 완화할 수 있다.

6. **스프링 장력 줄이기**
   가동 범위나 운동 속도를 조절할 때 몸통의 안정화를 찾기 쉬워진다.

01.②

FOOTWORK
Heels On Pedal

- **운동 목표**: 두 다리를 모으고 고관절과 무릎의 굴곡과 신전을 반복하는 동안 내전근의 활성화 상태를 유지한다.
- **목표 근육**: 고관절 신전근, 대퇴사두근 (내전근, 배측 굴곡근)

- **시작 자세**: Sitting / Neutral
  페달을 바라보고 시트의 끝에 바짝 붙어 앉아 준비한다.
  하지: 두 다리를 11자로 모으고 발뒤꿈치를 페달 위에 올린다. 발목은 Dorsi flexion으로 유지한다.
  상지: 팔로 핸들을 감싸 안는다.

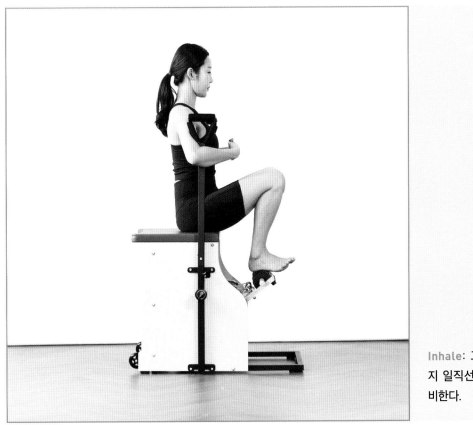

1

Inhale: 꼬리뼈에서 정수리까지 일직선을 유지하며 앉아 준비한다.

● **주의 사항**

1. 견갑골을 유지하고 꼬리뼈에서 정수리까지 일직선을 유지한다.
2. 동작 중 Dorsi flexion 상태를 유지하며, 두 다리가 동일한 하중을 실어낼 수 있도록 한다.

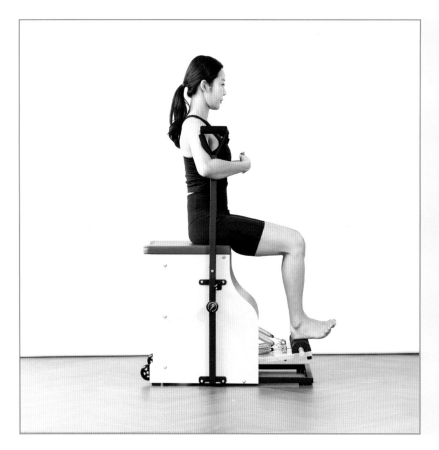

Exhale: 무릎을 펴서 페달을 밀
어 내린다.

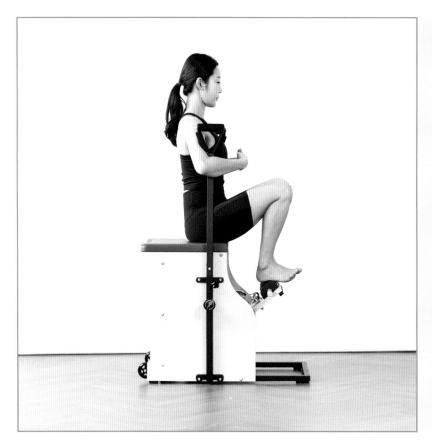

Inhale: 무릎을 접고 시작 자세
로 돌아간다.

● 변형 동작

1. **Chair를 벽에 붙여서 진행**
   쿠션, 박스, Arc barrel을 등 뒤에 받쳐 상체 안정화에 도움을 준다.

2. **가동 범위를 줄여 Pulse하기**
   가능한 범위까지 페달을 밀어 내린 후 무릎을 약간만 접어 올린 상태에서 Exhale에 페달을 내리는 연습을 진행한다. 가동 범위가 줄어들어 안정성이 높아진다.

3. **다리 약간 벌리고 동작하기**
   다리의 정렬을 유지하기 어려운 경우 골반 넓이까지 다리를 벌린 상태로 진행한다.

4. **무릎 사이에 쿠션, 공, 패드 끼우기**
   내전근 활성화를 인지하기 쉬워진다.

5. **Flex band로 허벅지를 묶고 동작하기**
   외전근 사용을 강조할 수 있다.

6. **팔 위치 바꾸기**
   팔로 핸들을 감싸 안지 않고 손끝을 시트 측면에 대고 진행하여 견갑을 안정화할 수 있다. 혹은 Genie arm(어깨높이에서 전완끼리 포갠 상태)으로 동작의 난이도를 높이거나 양팔을 가슴 앞에 X자로 포개서 어깨와 목의 긴장을 완화할 수 있다.

7. **스프링 장력 줄이기**
   가동 범위나 운동 속도를 조절할 때 몸통의 안정화를 찾기 쉬워진다.

01.

FOOTWORK
Split_Toes On Pedal

① - ③

기구 조절
2H LOW
2L TOP

반복 횟수
10회

● **운동 목표**: 두 다리가 번갈아 굴곡과 신전을 반복하는 동안 몸통이 회전하거나 기울지 않도록 척추와 골반의 중립 상태를 유지한다.

● **목표 근육**: 복사근, 다열근, 고관절 신전근, 대퇴사두근, 비복근, 가자미근

● **시작 자세**: Sitting / Neutral

페달을 바라보고 시트의 끝에 바짝 붙어 앉아 준비한다.

하지: 앞꿈치를 각각의 페달 위에 올리고 발목은 약간 Plantar flexion 상태로 유지한다.

상지: 팔로 핸들을 감싸 안는다.

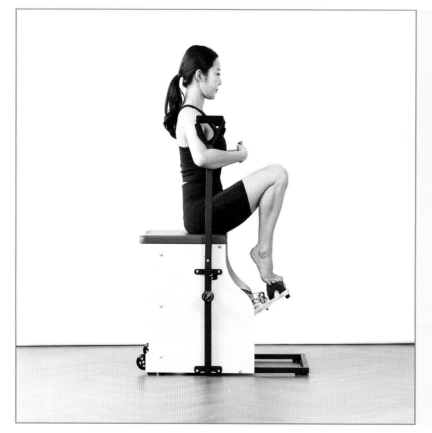

1

Inhale: 페달에 앞꿈치를 올려 놓고 준비한다.

● **주의 사항**

1. 운동 중 골반과 몸통이 회전하거나 기울지 않도록 중립 상태를 유지한다.
2. 양쪽 다리가 동일한 하중과 가동 범위로 운동할 수 있도록 한다.

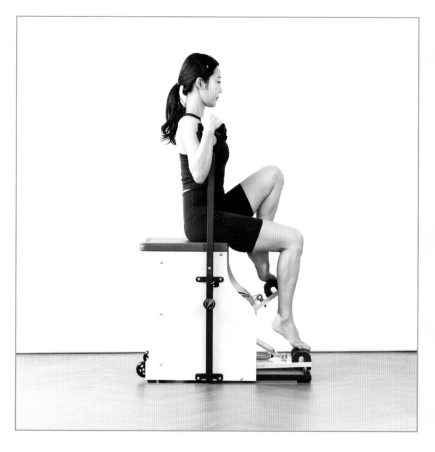

Exhale: 한쪽 다리로 페달을 밟아 밀어 내린다.

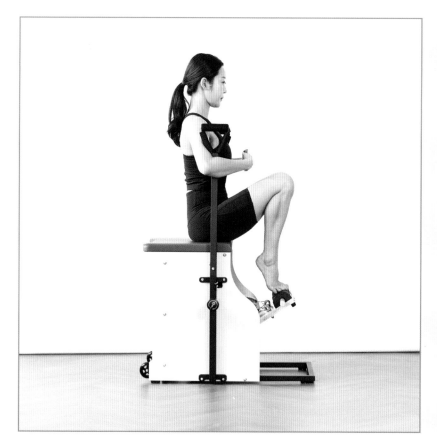

Inhale: 무릎을 접어 올려 시작 자세로 돌아간다.

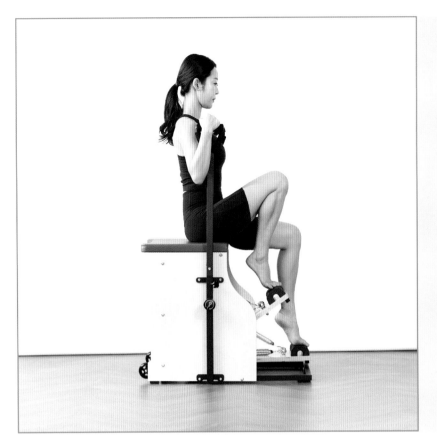

Exhale: 반대쪽 다리로 페달을
밀어 내린다.

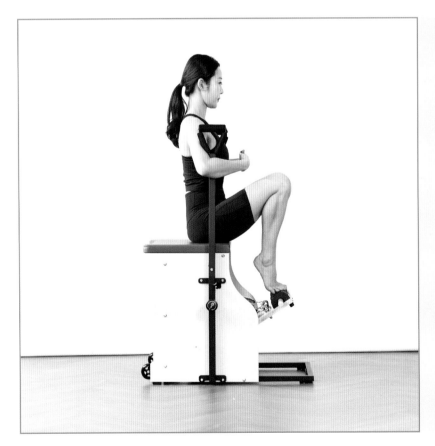

Inhale: 무릎을 접어 올려 시작
자세로 돌아간다.

01.④

FOOTWORK
Split_Heels On Pedal

기구 조절
2H LOW
2L TOP

반복 횟수
10회

- **운동 목표**: 두 다리가 번갈아 굴곡과 신전을 반복하는 동안 몸통이 회전하거나 기울지 않도록 척추와 골반의 중립 상태를 유지한다.
- **목표 근육**: 복사근, 다열근, 고관절 신전근, 대퇴사두근, 배측 굴곡근

- **시작 자세**: Sitting / Neutral
  페달을 바라보고 시트의 끝에 바짝 붙어 앉아 준비한다.
  하지: 뒤꿈치를 각각의 페달 위에 올린다. 발목은 Dorsi flexion으로 유지한다.
  상지: 팔로 핸들을 감싸 안는다.
  * 양쪽 다리를 번갈아 반복한다.

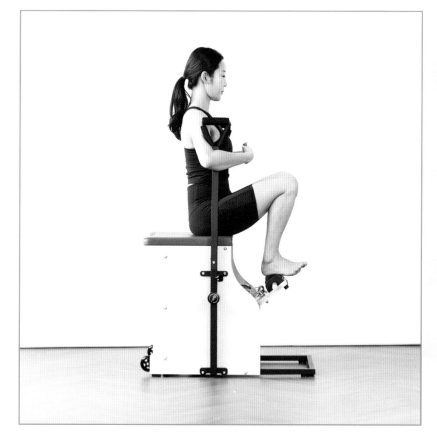

1

Inhale: 페달에 뒤꿈치를 올려 놓고 준비한다.

● 주의 사항

1. 운동 중 골반과 몸통이 회전하거나 기울지 않도록 중립 상태를 유지한다.
2. 양쪽 다리가 동일한 하중과 가동 범위로 운동할 수 있도록 한다.

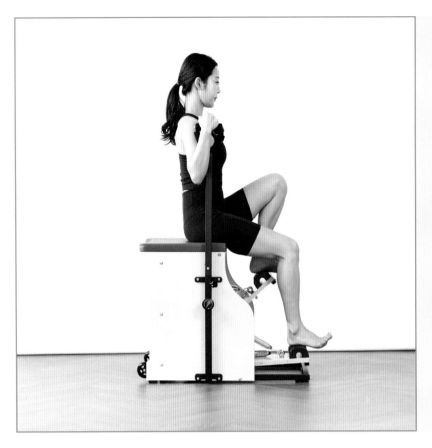

Exhale: 한쪽 다리로 페달을 밀어 내린다.

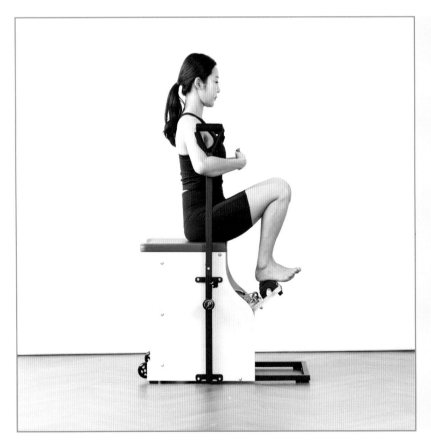

Inhale: 무릎을 접어 올려 시작 자세로 돌아간다.

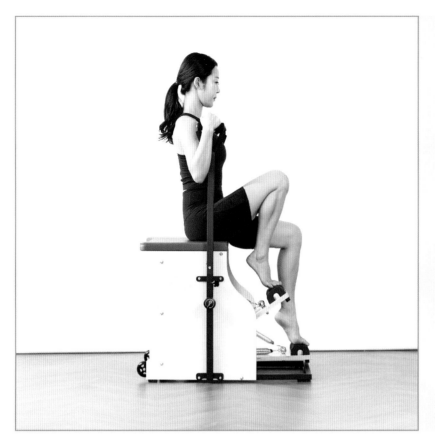

Exhale: 반대쪽 다리로 페달을
밀어 내린다.

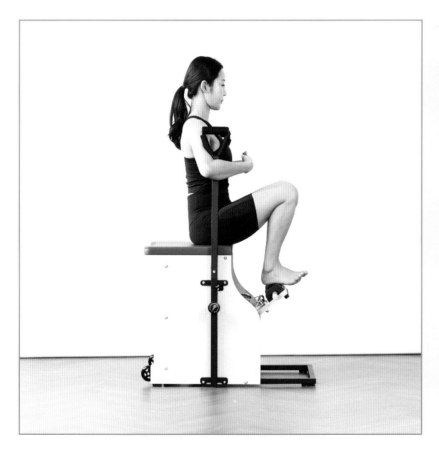

Inhale: 무릎을 접어 올려 시작
자세로 돌아간다.

02.-❶

SINGLE LEG
Heels On Pedal

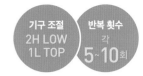

기구 조절
2H LOW
1L TOP

반복 횟수
각
5~10회

● **운동 목표**: 한쪽 다리를 고정한 상태로, 반대쪽 다리만 무릎과 고관절의 굴곡과 신전을 반복해 대퇴사두근과 고관절 신전근을 강화하며 몸통의 안정성을 향상 시킨다.

● **목표 근육**: 배측 굴곡근, 고관절 신전근, 대퇴사두근

● **시작 자세**: Sitting / Neutral
페달을 바라보고 시트의 끝에 바짝 붙어 앉아 준비한다.
하지: 두 다리의 발목은 모두 Dorsi flexion을 만들고, 한쪽 발의 뒤꿈치는 페달 위에, 반대쪽 다리는 정면을 향해 곧게 뻗는다.
상지: 팔로 핸들을 감싸 안는다.

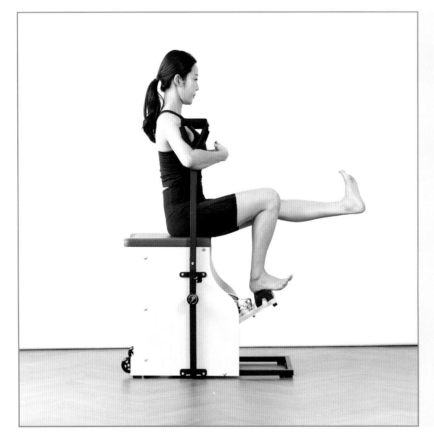

1

Inhale: 한쪽 발의 뒤꿈치는 페달 위에, 반대쪽 다리는 정면을 향해 곧게 뻗는다.

● **주의 사항**

1. 운동 중 골반과 몸통이 회전하거나 기울지 않도록 중립 상태를 유지한다.
2. 두 발의 Dorsi flexion 상태와 정면으로 뻗은 다리의 높이를 유지한다.

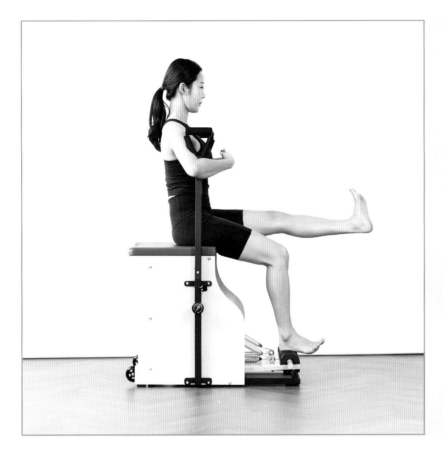

Exhale: 페달 위의 다리를 펴서
페달을 밀어 내린다.

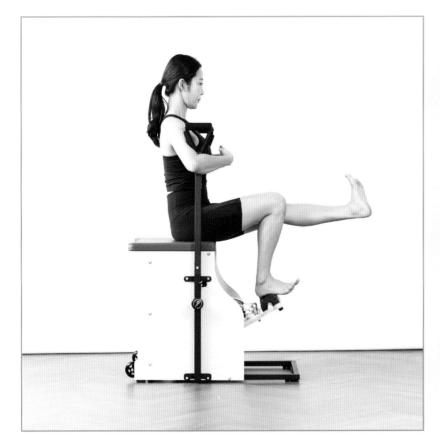

Inhale: 무릎을 접고 시작 자세
로 돌아간다.

1. **Chair를 벽에 붙여서 진행**

   쿠션, 박스, Arc barrel을 등 뒤에 받쳐 상체 안정화에 도움을 준다.

2. **가동 범위를 줄여 Pulse하기**

   가능한 범위까지 페달을 밀어 내린 후 무릎을 약간만 접어 올린 상태에서 Exhale에 페달을 내리는 연습을 진행한다. 가동 범위가 줄어들어 안정성이 높아진다.

3. **팔 위치 바꾸기**

   팔로 핸들을 감싸 안지 않고 손끝을 시트 측면에 대고 진행하여 견갑을 안정화할 수 있다. 혹은 Genie arm(어깨높이에서 전완끼리 포갠 상태)으로 동작의 난이도를 높이거나 양팔을 가슴 앞에 X자로 포개서 어깨와 목의 긴장을 완화할 수 있다.

4. **스프링 장력 줄이기**

   가동 범위나 운동 속도를 조절할 때 몸통의 안정화를 찾기 쉬워진다.

5. **앞으로 뻗은 다리를 약간 구부리거나 짐볼에 받치기**

   고관절 굴곡근에 불편감이 느껴지거나 척추의 Neutral 상태를 유지하기 어려운 경우 적용한다.

02-②

SINGLE LEG
High Half Toe

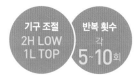

기구 조절
2H LOW
1L TOP

반복 횟수
각
5~10회

● **운동 목표**: 한쪽 다리를 고정한 상태로 반대쪽 다리만 무릎과 고관절의 굴곡과 신전을 반복해 대퇴사두근과 고관절 신전근을 강화하며 몸통의 안정성을 향상 시킨다.

● **목표 근육**: 고관절 신전근, 대퇴사두근, 비복근, 가자미근

● **시작 자세**: Sitting / Neutral
페달을 바라보고 시트의 끝에 바짝 붙어 앉아 준비한다.

하지: 발목은 모두 Plantar flexion을 만들고, 한쪽 발의 앞꿈치는 페달 위에, 반대쪽 다리는 정면을 향해 곧게 뻗는다.

상지: 팔로 핸들을 감싸 안는다.

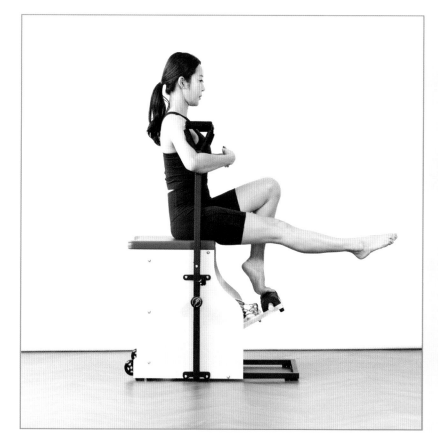

1

Inhale: 한쪽 발의 앞꿈치는 페달 위에 반대쪽 다리는 정면을 향해 곧게 뻗는다.

● **주의 사항**

1. 두 발의 Plantar flexion 상태와 정면으로 뻗은 다리의 높이를 유지한다.
2. 몸통이나 골반이 회전하지 않도록 척추와 골반의 중립 상태를 유지한다.

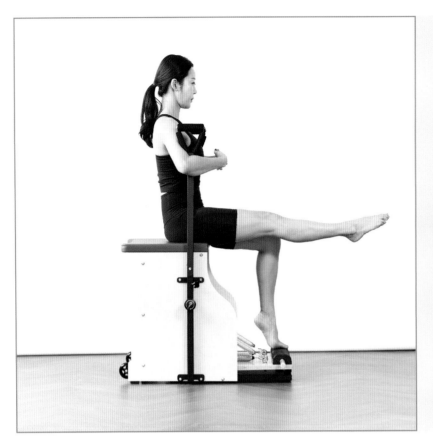

Exhale: 페달 위의 다리를 펴서
페달을 밀어 내린다.

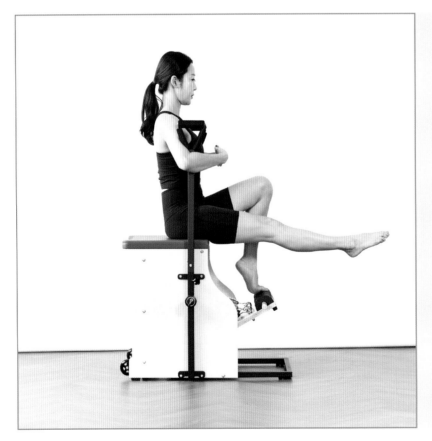

Inhale: 무릎을 접고 시작 자세
로 돌아간다.

1. **Chair를 벽에 붙여서 진행**
   쿠션, 박스, Arc barrel을 등 뒤에 받쳐 상체 안정화에 도움을 준다.

2. **가동 범위를 줄여 Pulse하기**
   가능한 범위까지 페달을 밀어 내린 후 무릎을 약간만 접어 올린 상태에서 Exhale에 페달을 내리는 연습을 진행한다. 가동 범위가 줄어들어 안정성이 높아진다.

3. **팔 위치 바꾸기**
   팔로 핸들을 감싸 안지 않고 손끝을 시트 측면에 대고 진행하여 견갑을 안정화할 수 있다. 혹은 Genie arm(어깨 높이에서 전완끼리 포갠 상태)으로 동작의 난이도를 높이거나 양팔을 가슴 앞에 X자로 포개서 어깨와 목의 긴장을 완화할 수 있다.

4. **스프링 장력 줄이기**
   가동 범위나 운동 속도를 조절할 때 몸통의 안정화를 찾기 쉬워진다.

5. **앞으로 뻗은 다리를 약간 구부리거나 짐볼에 받치기**
   고관절 굴곡근에 불편감이 느껴지거나 척추의 Neutral 상태를 유지하기 어려운 경우 적용한다.

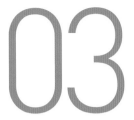

HAMSTRING PRESS HIPS DOWN

기구 조절
2L TOP

반복 횟수
5~10회

● **운동 목표**: 견갑골과 골반을 안정화시 킨 상태에서 햄스트링의 등장성 운동을 반복한다.

● **목표 근육**: 대둔근, 햄스트링

● **시작 자세**: Supine / Neutral

발을 페달에 두고 천장을 바라보며 누운 상태로 준비한다.

하지: 다리는 골반 넓이만큼 벌리고 11자로 정렬하여 무릎을 90도 정도 구부린 후 뒤 꿈치를 페달 위에 올린다.

상지: 팔은 몸통 옆에 내려놓고 손바닥은 아래를 향한다.

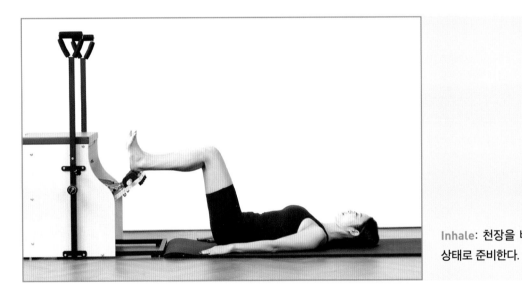

1

Inhale: 천장을 바라보고 누운 상태로 준비한다.

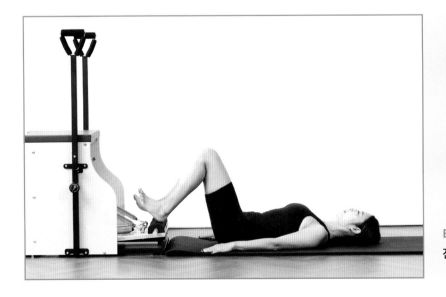

2

Exhale: 페달을 바닥에 닿기 직 전까지 눌러 내린다.

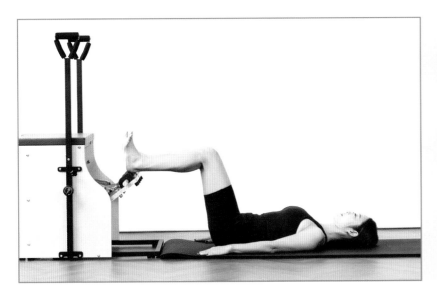

Inhale: 페달을 제자리로 올리
며 시작 자세로 돌아간다.

● **변형 동작**

1. **Bridge 동작 추가하기**
   Hamstring hips down 동작을 선행한다.
   Inhale: 페달을 끝까지 내린다.
   Exhale: 골반부터 안으로 말아 올리듯 분절하여 윗등까지 바닥에서 띄운다.
   Inhale: 자세를 유지한다.
   Exhale: 윗등부터 분절하여 척추를 매트에 내려놓고 척추와 골반을 Neutral로 만든다.

2. **발 위치 바꾸기**
   발의 아치 부분을 페달 끝에 대고 운동한다.

3. **한쪽 다리만 사용하기**
   한쪽 발의 아치나 뒤꿈치를 페달에 대고, 반대쪽 다리는 Table top, 혹은 곧게 펴 올린
   상태로 진행한다.

4. **가동 범위 줄여 Pulse하기**
   페달을 반만 내려 무릎의 굴곡 움직임을 강조한다.

5. **가동 범위 끝에서 Pulse하기**
   페달을 완전히 내린 상태에서 반만 들어 올렸다 내려 고관절 신전근의 사용을 강조
   한다.

6. **Pulse 3회 추가하기**
   Exhale 3회에 걸쳐서 페달을 조금씩 내린다.

● **주의 사항**

1. 골반이 한쪽으로 기울거나 회전하지
   않도록 주의하고, 페달을 누를 때 목과
   어깨에 힘이 들어가지 않도록 한다.

2. 골반과 무릎, 발의 바른 정렬을 유지
   한다.

3. 페달을 누르기 시작할 때는 무릎을 구
   부리는 힘을 사용하지만, 동작을 반복
   할 때는 햄스트링의 조절에 집중한다.

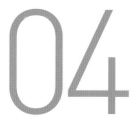

HAMSTRING PRESS
HIPS UP

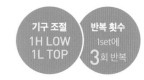

기구 조절
1H LOW
1L TOP

반복 횟수
1set에
3회 반복

● **운동 목표**: 척추를 분절하는 복부 근육의 조절 능력과 고관절을 신전하는 대둔근과 햄스트링의 근력을 향상시킨다.

● **목표 근육**: 복직근, 복사근, 대둔근, 햄스트링, 대퇴사두근

● **시작 자세**: Supine / Neutral
발을 페달에 두고 천장을 바라보며 누운 상태로 준비한다.
하지: 다리는 골반 넓이만큼 벌리고 11자로 정렬하여 무릎을 90도 정도 구부린 뒤 발 아치를 페달 끝에 댄다.
상지: 팔은 몸통 옆에 내려놓고 손바닥은 아래를 향한다.

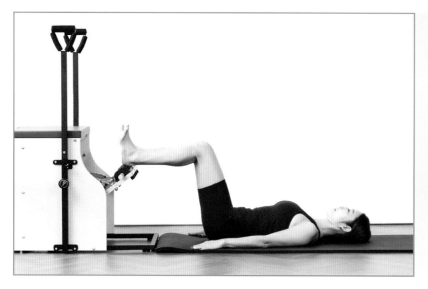

1

Inhale: 천장을 바라보고 누운 상태로 준비한다.

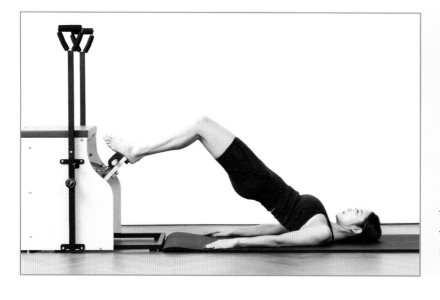

2

Exhale: 페달 높이를 유지하며 골반부터 말아 올리듯 분절하여 윗등까지 바닥에서 띄운다.
Inhale: 호흡과 자세를 유지한다.

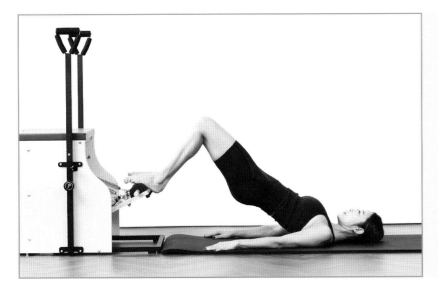

3

Exhale: 골반 높이를 유지하며
무릎을 구부려 페달을 눌러 내
린다.

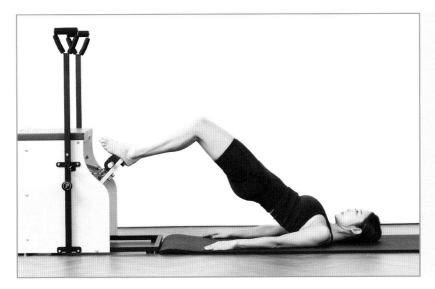

4

Inhale: 골반 높이를 유지하며
무릎을 약간 펴서 페달을 제자
리로 보낸다.

▶3회 반복

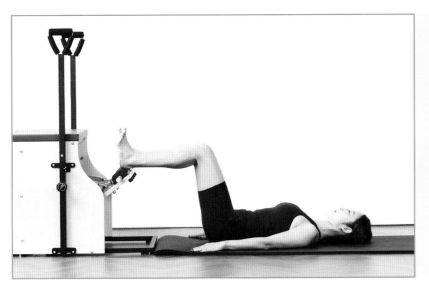

5

Exhale: 윗등부터 분절하여 척
추와 골반을 바닥에 내리고 중립
정렬로 돌아간다.

1. **Bridge 동작 추가하기**

   Hamstring press hips up 동작을 선행한다.

   Inhale: 준비한다.

   Exhale: 페달 높이를 유지하며 골반부터 말아 올리듯 분절하여 윗등까지 바닥에서 띄운다. 무릎에서 어깨까지 사선으로 일직선을 이룬다.

   Inhale: 자세를 유지한다.

   Exhale: 윗등부터 분절하여 척추를 매트에 내려놓고 척추와 골반을 Neutral로 만든다.

2. **한쪽 다리만 사용하기**

   척추를 분절하여 골반을 들어 올린 후, 한쪽 다리는 천장으로 길게 뻗고 반대쪽 무릎만 굽혀 동작을 진행한다.

1. 요추가 과신전되지 않도록 복부 근육의 연결성을 유지한다.

2. 골반을 들어 올렸을 때 체중이 경추가 아닌 견갑에 실려야 한다.

3. 골반과 무릎, 발의 바른 정렬을 유지한다.

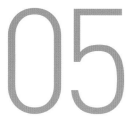

FROG LYING FLAT

- **운동 목표**: 비골의 힘이 아닌, 고관절 외회전과 수평 외전 움직임으로 페달을 움직일 수 있도록 집중한다.
- **목표 근육**: 고관절 외회전근

- **시작 자세**: Supine / Neutral
발을 페달에 두고 천장을 바라보며 누운 상태로 준비한다.
하지: 고관절을 외회전 상태로 무릎을 구부려 엄지발가락끼리 붙이고, 발의 바깥쪽 날을 페달 끝부분에 올린다.
상지: 팔은 몸통 옆에 내려놓고 손바닥은 아래를 향한다.

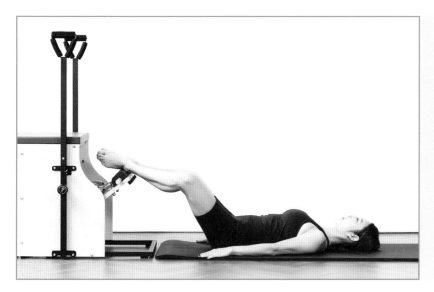

1

Inhale: 천장을 바라보고 누운 상태로 준비한다.

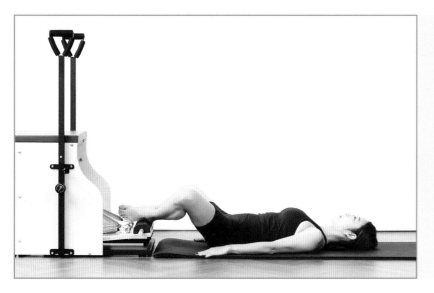

2

Exhale: 고관절의 외회전 각을 증가시키며, 무릎을 바깥쪽으로 벌려내는 힘으로 페달을 내린다.

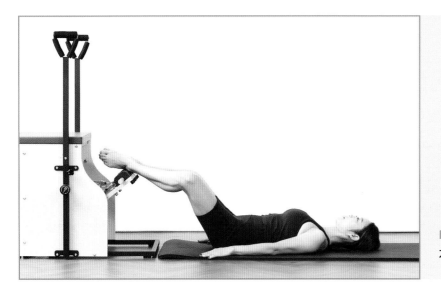

3

Inhale: 고관전 외회전 상태를 유지하며 페달을 제자리로 올린다.

● **변형 동작**

Imprint로 동작하기
골반을 Neutral 상태로 유지하기 어려운 경우 Imprint 상태로 동작한다.

● **주의 사항**

발의 힘으로 페달을 눌러 내리지 않고, 고관절 외회전과 수평 외전의 각을 증가시키는 데 중점을 둔다.

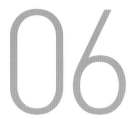

ANKLE EXERCISE

기구 조절
2H LOW
1L TOP

반복 횟수
각 **10**회

● **운동 목표**: 무릎과 고관절을 고정한 상태에서 발목의 저측 굴곡과 배측 굴곡을 반복하여 가자미근의 등장성 운동을 진행한다.

● **목표 근육**: 가자미근(배측 굴곡, 저측 굴곡)

● **시작 자세**: Standing / Neutral
페달을 바라보고 서서 몸통을 약간 사선 앞으로 기울여 Lunge 자세를 만든다.
하지: 한쪽 발은 바닥을 지지하고, 반대쪽 다리는 무릎을 굽혀 시트 앞쪽 모서리에 댄다. 발목은 Dorsi flexion으로 발앞꿈치를 페달 위에 올린다.
상지: 시트 양쪽 끝에 손끝을 올려 가볍게 지지한다.

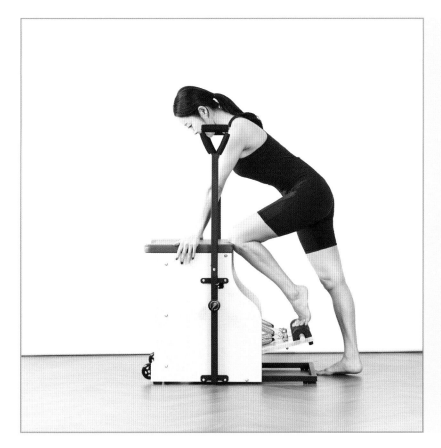

1

Inhale: 한쪽 발은 바닥을 지지하고, 반대쪽 다리는 무릎을 굽혀 시트 앞쪽 모서리에 댄다.

● **주의 사항**

1. 무릎, 발목, 발끝으로 이어지는 바른 정렬을 유지한다.
2. 발의 외반, 혹은 내반이 일어나지 않도록 발앞꿈치 전체에 골고루 힘이 실려야 한다.
3. 높은 하중이나 빠른 속도보다는 페달을 부드럽게 컨트롤하는 안정성에 중점을 둔다.

● **변형 동작**

양손으로 핸들 잡고 동작하기
키가 크거나, 지지하는 다리의 발뒤꿈치를 바닥에 내리지 못하는 경우 핸들을 잡고 동작을 진행할 수 있다.

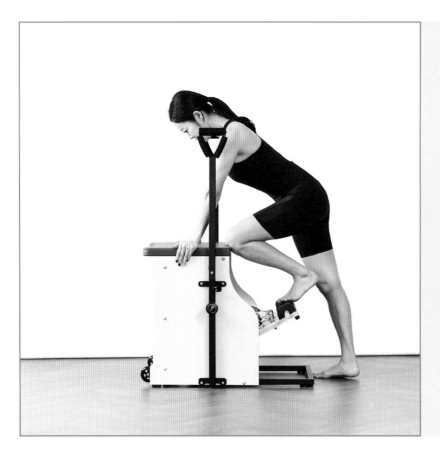

Exhale: 페달 위의 발을 Plantar flexion으로 바꿔 페달을 눌러 내린다.

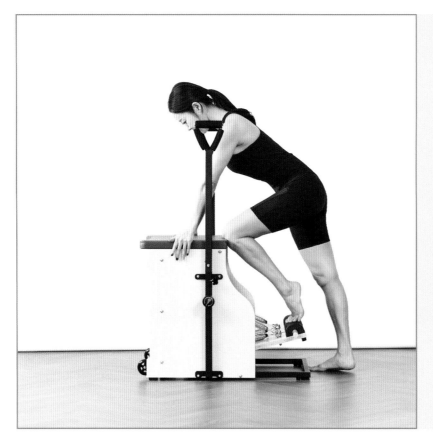

Inhale: 발목을 다시 Dorsi flexion 으로 바꿔 시작 자세로 돌아간다.

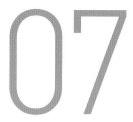

LOWER & LIFT
STANDING

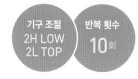

기구 조절
2H LOW
2L TOP

반복 횟수
10회

● **운동 목표**: 발목의 저측 굴곡과 배측 굴곡을 반복하는 동안 척추의 중립 정렬을 유지하여 몸통의 안정성을 향상시키고, 가자미근과 비복근을 강화한다.

● **목표 근육**: 내전근, 비복근, 가자미근

● **시작 자세**: Standing / Neutral
Chair를 바라보고 페달 위에 서서 준비한다.
하지: 두 다리를 11자로 모으고, 발앞꿈치를 페달에 올려 발목은 Plantar flexion한다.
상지: 양손을 핸들 위에 가볍게 올린다.

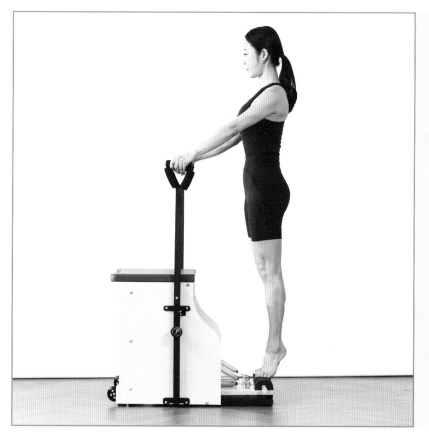

1

Inhale: 페달 위에 서서 준비한다.

● **주의 사항**

1. 발목을 Dorsi flexion할 때, 무릎이 과신전되거나 고관절이 내회전하지 않도록 주의한다.
2. 척추와 골반을 Neutral로 유지하며 체중이 앞이나 뒤로 쏠리지 않도록 한다.
3. 양쪽 발에 체중을 동일하게 분산할 수 있도록 한다.
4. 발가락에 체중이 실리거나 발목이 과신전되면 동작의 안정성이 떨어지므로 내전근을 활성화하여 다리를 11자로 유지한다.

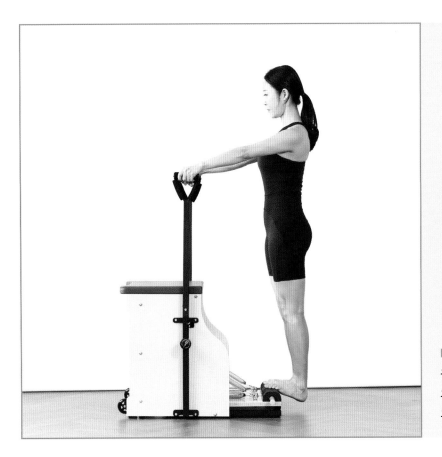

Exhale: 척추와 골반의 정렬을 유지하며 발목만 Dorsi flexion 으로 바꿔 발뒤꿈치를 바닥 방향 으로 내린다.

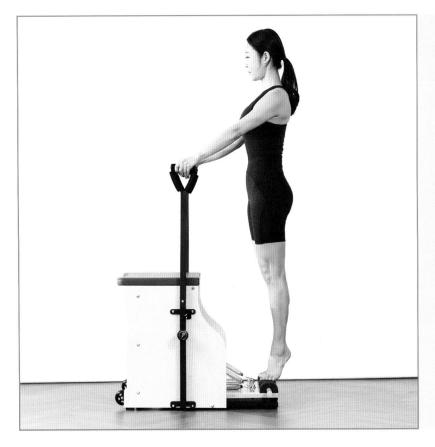

Inhale: 발목을 Plantar flexion으로 바꿔 시작 자세로 돌아간다.

양쪽 발 번갈아가며 동작하기

Inhale: 준비한다.

Exhale: 한쪽 다리의 무릎을 구부리고 발목을 Plantar flexion, 반대쪽 다리는 무릎을 편 상태로 Dorsi flexion한다.

Inhale: 두 다리의 무릎을 모두 펴고 발목은 Plantar flexion하여 시작 자세로 돌아간다.

Exhale: 반대쪽 다리의 무릎을 구부려 같은 동작을 반복한다.

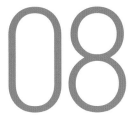

CROSSOVER PRESS

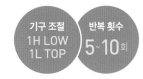

기구 조절
1H LOW
1L TOP

반복 횟수
5~10회

● **운동 목표**: 한쪽 고관절만 외회전하여 고관절과 무릎을 굴곡, 신전하는 비대칭적인 움직임을 수행하는 동안 모든 운동에서 몸통과 하지의 안정성을 찾는다.

● **목표 근육**: 내전근, 외전근, 고관절 신전근, 대퇴사두근

● **시작 자세**: Standing / Neutral
페달 앞에서 측면을 바라보고 준비한다.

하지: Chair와 가까운 발은 프레임의 뒤쪽 모서리 옆에, 반대쪽 발은 사선 앞으로 보내 페달에 올려 페달을 밟아 내린다. 앞으로 뻗은 다리의 무릎이 자연스럽게 약간 구부려진다.

상지: Chair와 가까운 손으로 핸들 위쪽을 지지하고, 반대쪽 손은 자연스럽게 아래로 늘어뜨린다.

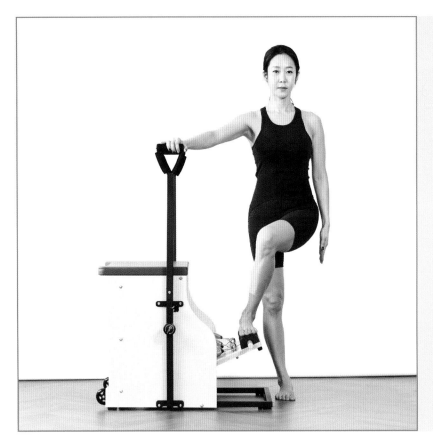

1

Inhale: 페달에 올린 다리의 무릎을 천장 방향으로 굽혀 올려 페달을 들어 올린다.

● **주의 사항**

1. 동작을 수행하는 동안 골반과 척추를 중립 상태로 유지해야 한다.
2. 페달 위에 발바닥 전체를 붙이고 동작해야 한다.
3. 무릎과 발목 정렬에 유의하며 무릎을 구부려 올릴 때 무릎이 옆으로 빠지지 않도록 한다.

● **변형 동작**

팔 모양 바꾸기
Genie arm(어깨높이에서 양팔 전완을 서로 포갠 상태)으로 동작하여 난이도를 높일 수 있다.

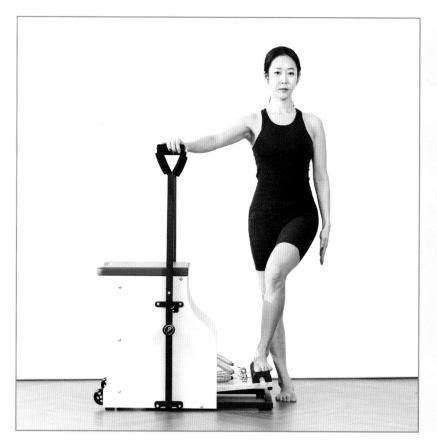

Exhale: 굽혔던 다리의 무릎을
펴 내려 페달을 내린다.

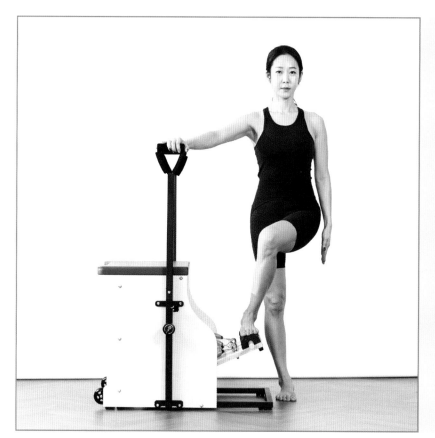

Inhale: 무릎을 천장 방향으로 굽
혀 올려 페달을 들어 올린다.

09-① STANDING LEG PRESS
Front

기구 조절
2L MID

반복 횟수
각 5회

- **운동 목표**: 시상면에서 한쪽 고관절과 무릎을 굴곡, 신전하는 비대칭적인 움직임을 수행하는 동안 몸통과 하지의 안정성을 찾고 균형 감각을 향상시킨다.
- **목표 근육**: 대둔근, 햄스트링, 내전근, 외전근, 고관절 신전근, 대퇴사두근

- **시작 자세**: Standing / Neutral
  Chair를 바라보고 서서 준비한다.
  하지: 한쪽 다리는 Chair에서 약간 떨어진 위치에서 바닥을 지지하고, 반대쪽 발은 약간 앞으로 뻗어 앞꿈치를 페달에 올려 페달을 내린다.
  상지: 양팔을 어깨높이로 벌려 앞으로 길게 뻗어 손바닥이 정면을 향한다.

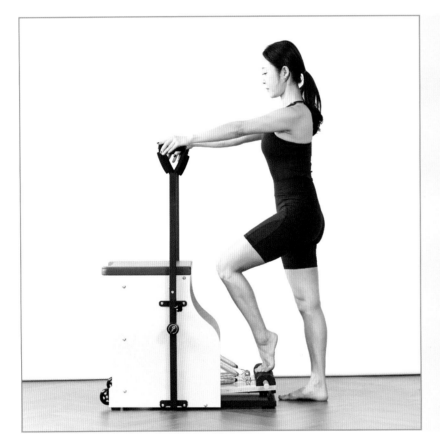

1

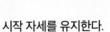

시작 자세를 유지한다.

● **주의 사항**

1. 동작을 수행하는 동안 골반과 척추를 중립 상태로 유지해야 한다.
2. 페달 위의 다리는 무릎을 끝까지 펴되, 과신전되지 않도록 주의한다.
3. 바닥에 지지한 다리에 체중을 완전히 실어 반대쪽 다리가 자유롭게 움직일 수 있어야 한다. 체중을 실어 페달을 내리지 않도록 유의한다.

● **변형 동작**

양쪽 다리 외회전하여 동작하기
고관절 외회전근을 추가적으로 활성화할 수 있다.

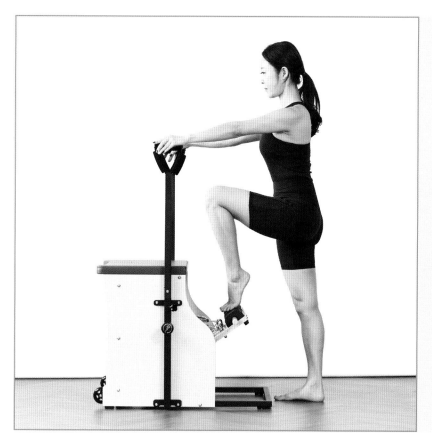

Inhale: 페달에 올린 다리의 무릎을 굽혀 올려 페달을 들어 올린다.

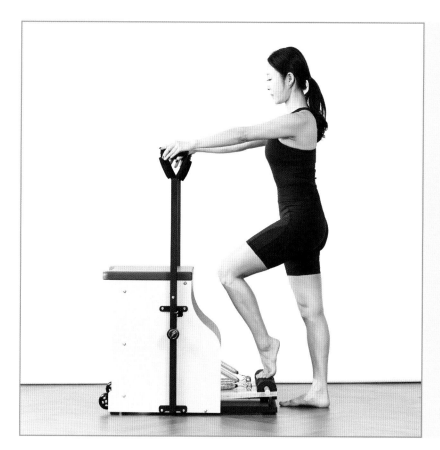

Exhale: 굽혔던 다리의 무릎을 펴 페달을 내린다.

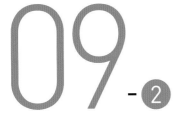

09-② STANDING LEG PRESS
Side

● **운동 목표**: 관상면에서 한쪽 고관절과 무릎을 굴곡, 신전하는 비대칭적인 움직임을 수행하는 동안 몸통과 하지의 안정성을 찾고 균형 감각을 향상시킨다.

● **목표 근육**: 대둔근, 햄스트링, 고관절 외회전근, 고관절 신전근, 대퇴사두근

● **시작 자세**: Standing / Neutral
페달 앞에서 측면을 바라보고 준비한다.
하지: 두 다리 모두 외회전하여 한쪽 다리는 Chair에서 약간 떨어진 위치에서 바닥을 지지한다. 반대쪽 발은 약간 사선 앞으로 뻗어 앞꿈치를 페달 위에 올려 페달을 눌러 내린다.
상지: 페달을 올린 발쪽의 손으로 핸들을 잡고 반대편 팔은 몸 옆에 붙인다.

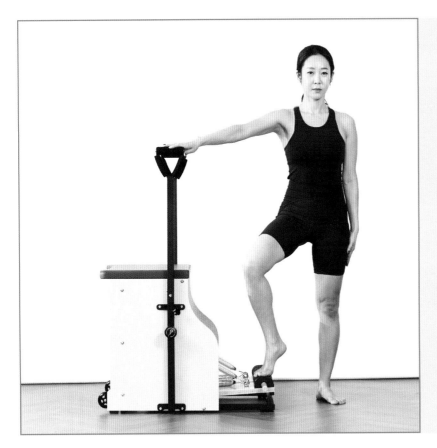

1

시작 자세를 유지한다.

● **주의 사항**

1. 동작을 수행하는 동안 골반과 척추를 중립 상태로 유지해야 한다.
2. 페달 위의 다리는 무릎을 끝까지 펴되, 과신전되지 않도록 주의한다.
3. 바닥에 지지한 다리에 체중을 완전히 실어, 반대쪽 다리가 자유롭게 움직일 수 있어야 한다. 체중을 실어 페달을 내리지 않도록 유의한다.

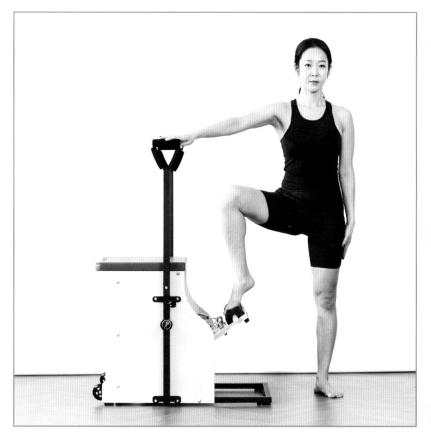

Inhale: 페달에 올린 다리의 무릎을 굽혀 올려 페달을 들어 올린다.

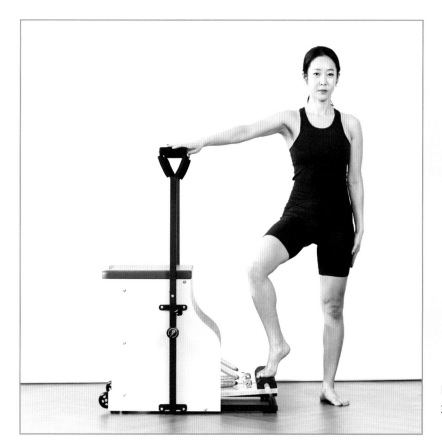

Exhale: 굽혔던 다리의 무릎을 펴 페달을 내린다.

10.-① LUNGE
Front

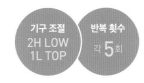

기구 조절
2H LOW
1L TOP

반복 횟수
각 5회

● **운동 목표**: 몸통을 고정한 상태에서 한 쪽 다리에 체중을 싣고 고관절과 무릎을 굴곡, 신전하여 대퇴사두근과 고관절 신전근을 강화한다.
● **목표 근육**: 고관절 신전근, 대퇴사두근

● **시작 자세**: Standing / Neutral
Chair를 바라보고 서서 상체를 약간 앞으로 기울인다.
하지: 한쪽 발의 앞꿈치를 페달에 올려 발목을 Plantar flexion하고, 반대쪽 다리는 시트 위에 올려 무릎을 구부린다. 페달을 바닥에서 반쯤 띄운 상태로, 정수리에서 페달 위의 발뒤꿈치까지 사선으로 일직선이 되도록 한다.
상지: 양손으로 핸들 위쪽을 지지한다.

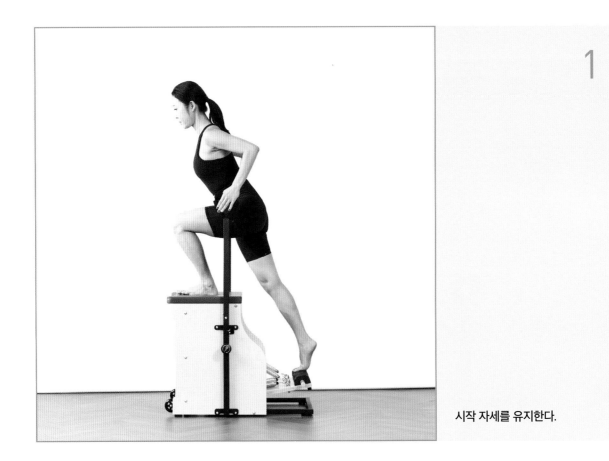

1

시작 자세를 유지한다.

● **주의 사항**

1. 동작을 수행하는 동안 무릎과 발가락이 같은 선상에 정렬될 수 있도록 유의한다.
2. 골반의 중립 상태를 유지하고, 팔의 힘으로 핸들에 의지하여 동작하지 않도록 주의한다.

2

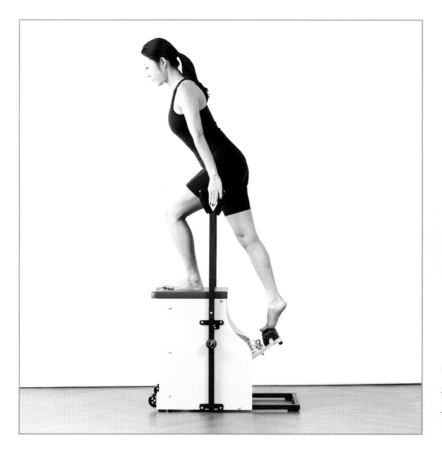

Inhale: 체중을 완전히 시트 위의 다리에 싣고, 무릎을 반쯤 펴서 페달을 올린다.

3

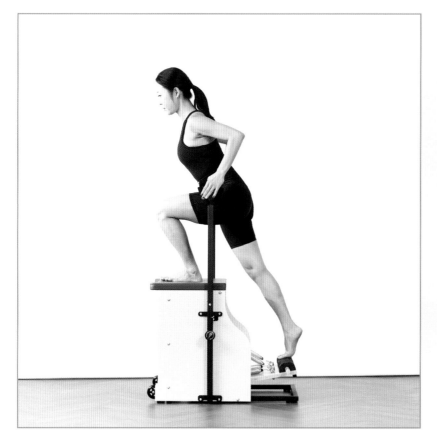

Exhale: 다시 시트 위의 다리를 굽혀 시작 자세로 돌아간다.

● **변형 동작**

1. **가동 범위 줄이기**
   시트 위에 완전히 올라선 상태로 준비하여 페달을 약간만 밀어 내렸다가 돌아온다.

2. **팔 모양 바꾸기**
   Genie arm(어깨높이에서 전완을 서로 포갠 상태), 혹은 팔을 사선 위로 뻗어 올린 상태로 동작하여 난이도를 높일 수 있다.

10.-② LUNGE
Backward

● **운동 목표**: 몸통을 고정한 상태에서 한 쪽 다리에 체중을 싣고 버티는 등척성 운동을 진행하고, 반대쪽 다리는 고관절 과 무릎의 굴곡과 신전을 반복하는 동안 골반과 몸통의 안정성을 유지한다.

● **목표 근육**: 고관절 신전근, 대퇴사두근

● **시작 자세**: Standing / Neutral
Chair를 바라보고 서서 상체를 약간 앞으로 기울인다.
하지: 한쪽 발의 앞꿈치를 페달에 올려 발목을 Plantar flexion하고, 반대쪽 다리는 시 트 위에 올려 무릎을 구부린다. 페달을 바닥에서 반쯤 띄운 상태로, 정수리에서 페달 위의 발뒤꿈치까지 사선으로 일직선이 되도록 한다.
상지: 양손으로 핸들 위쪽을 지지한다.

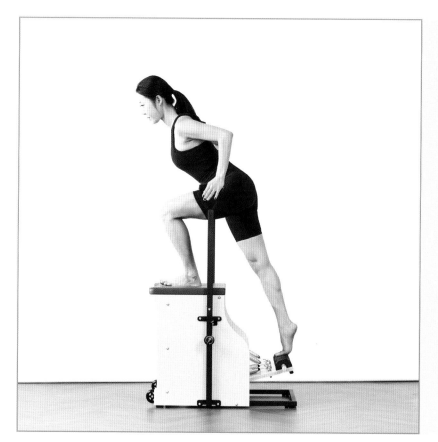

1

시작 자세를 유지한다.

● **주의 사항**

1. 동작을 수행하는 동안 무릎과 발가락이 같은 선상에 정렬될 수 있도록 유의한다.
2. 골반의 중립 상태를 유지하고, 팔의 힘으로 핸들에 의지하여 동작하지 않도록 주의 한다.

● **변형 동작**

팔 모양 바꾸기
Genie arm(어깨높이에서 전완을 서로 포 갠 상태), 혹은 팔을 사선 위로 뻗어 올린 상태로 동작하여 난이도를 높일 수 있다.

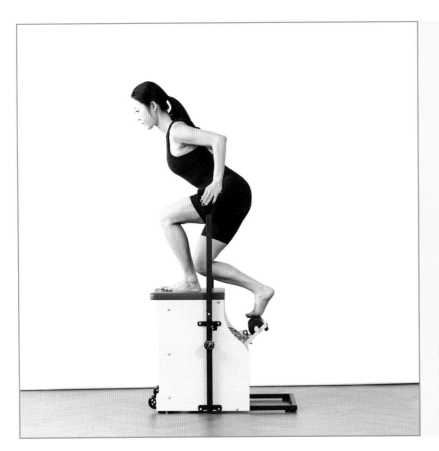

Inhale: 체중을 완전히 시트 위의 다리에 싣고, 페달 위의 다리만 무릎을 구부려 페달을 들어올린다.

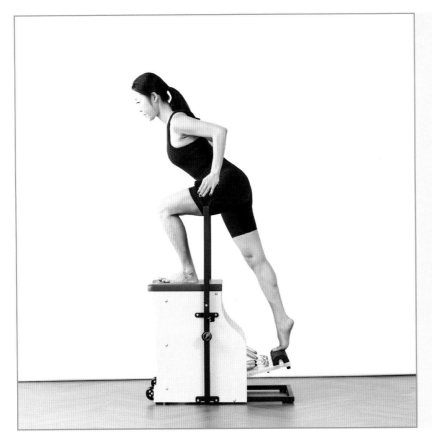

Exhale: 다시 페달을 밀어 내려 시작 자세로 돌아간다.

10.

LUNGE
Side

-③

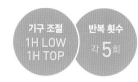

기구 조절
1H LOW
1H TOP

반복 횟수
각 **5**회

● **운동 목표**: 고관절 외회전 상태에서 한 쪽 다리에 체중을 실어 고관절과 무릎을 굴곡, 신전하는 동안 척추와 골반, 하지 의 바른 정렬을 유지한다.

● **목표 근육**: 고관절 외회전근, 고관절 신 전근, 대퇴사두근

● **시작 자세**: Standing / Neutral
시트 위에 올라서서 측면을 바라보고 준비한다.
하지: 두 다리 모두 외회전한 상태에서 어깨너비보다 약간 넓게 벌린다. 한쪽 다리는 시트 위에서 무릎을 반쯤 굽히고 반대쪽 다리는 곧게 뻗어 페달 위에 발앞꿈치를 올려 Plantar flexion한다.
상지: 양손을 포개 핸들 위쪽을 지지한다.

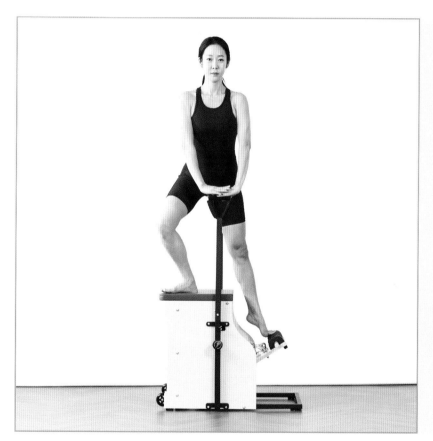

1

시작 자세를 유지한다.

● **주의 사항**

1. 동작을 수행하는 동안 무릎과 발가락이 같은 선상에 정렬될 수 있도록 유의한다.
2. 척추와 골반의 중립 상태를 유지하고, 팔의 힘으로 핸들에 의지하여 동작하지 않도록 주의한다.

71

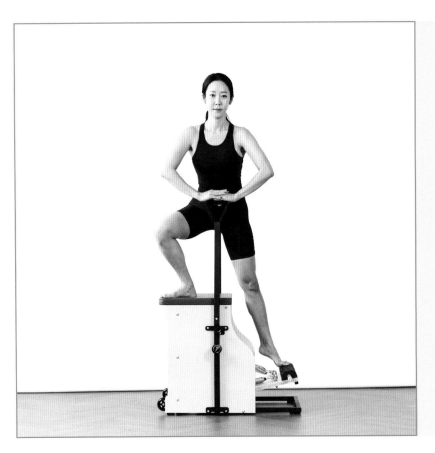

Inhale: 시트 위에 올린 다리의 무릎을 굽혀 페달을 밀어 내린다. 페달에 올린 다리는 곧게 뻗은 상태를 유지한다.

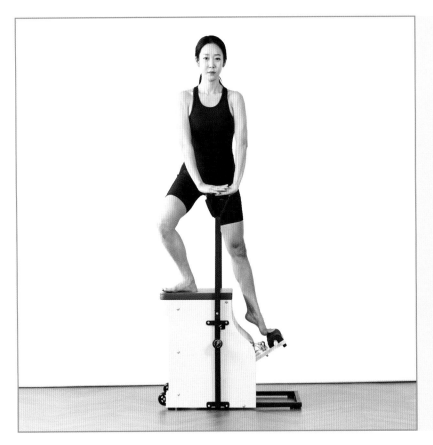

Exhale: 다시 시트 위의 다리를 약간 펴서 시작 자세로 돌아간다.

1. **팔 모양 바꾸기**
   Genie arm(어깨높이에서 전완을 서로 포갠 상태), 혹은 팔을 사선 위로 뻗거나, 양옆으로 뻗은 상태로 동작하여 난이도를 높일 수 있다.

2. **두 다리 11자 정렬로 동작하기**
   고관절의 외회전 없이 11자 정렬로 동작을 진행할 수 있다.

11 PULL UP

기구 조절
2H MID

반복 횟수
1set 3회
3set 반복

● **운동 목표**: 척추를 굴곡하는 복부 근육의 지구력을 향상시키며 체중을 지지하기 위한 견갑의 안정성을 요한다.

● **목표 근육**: 복직근, 복사근, 고관절 굴곡근, 삼각근

● **시작 자세**: Standing / Imprint

페달 위에 올라서서 척추를 굴곡하여 시트를 바라본 상태로 준비한다.

하지: 두 다리를 11자로 모아 발앞꿈치를 페달 위에 올리고 발목은 Plantar flexion을 만든다. 뒤꿈치와 좌골이 같은 직선상에 놓일 수 있도록 한다.

상지: 양팔은 길게 뻗어 시트의 양옆을 잡고 지지한다.

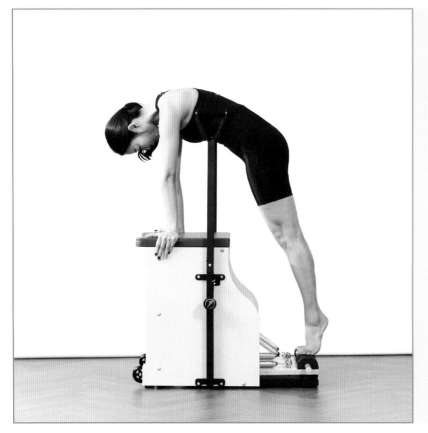

1

Inhale: 시작 자세를 유지한다.

● **주의 사항**

1. 팔로 시트를 밀어내는 힘을 유지하여 견갑의 중립 상태가 무너지지 않도록 한다.
2. 정수리가 바닥을 향한다는 느낌으로, 경추가 약간 굴곡된 상태를 유지한다.
3. 요추를 굴곡하는 하복부의 힘으로 골반을 들어 올려야 한다.
4. 체중을 과하게 앞으로 실어 보내지 않는다.

● **변형 동작**

척추 Neutral 상태로 동작하기

해당 동작이 충분히 익숙해졌다면, 척추를 Neutral로 펴고 운동을 진행한다.

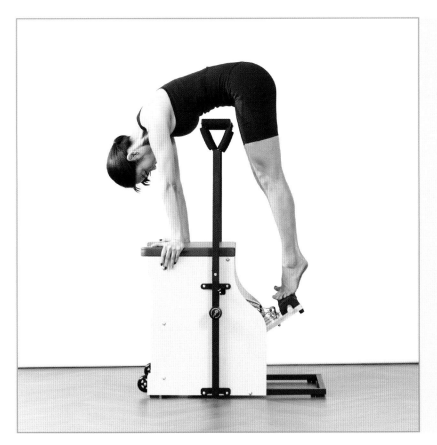

Exhale: 체중을 양팔로 약간 이동하며, 척추를 더 강하게 굴곡하여 골반을 천장 방향으로 띄워올린다.

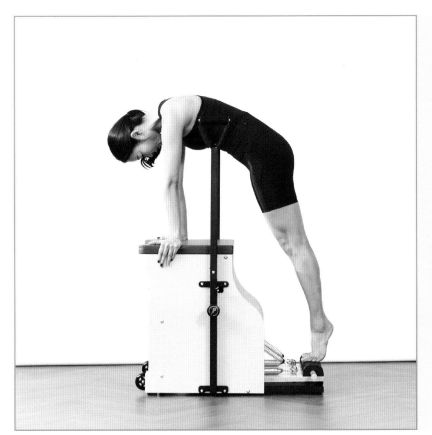

Inhale: 다시 시작 자세로 돌아간다.

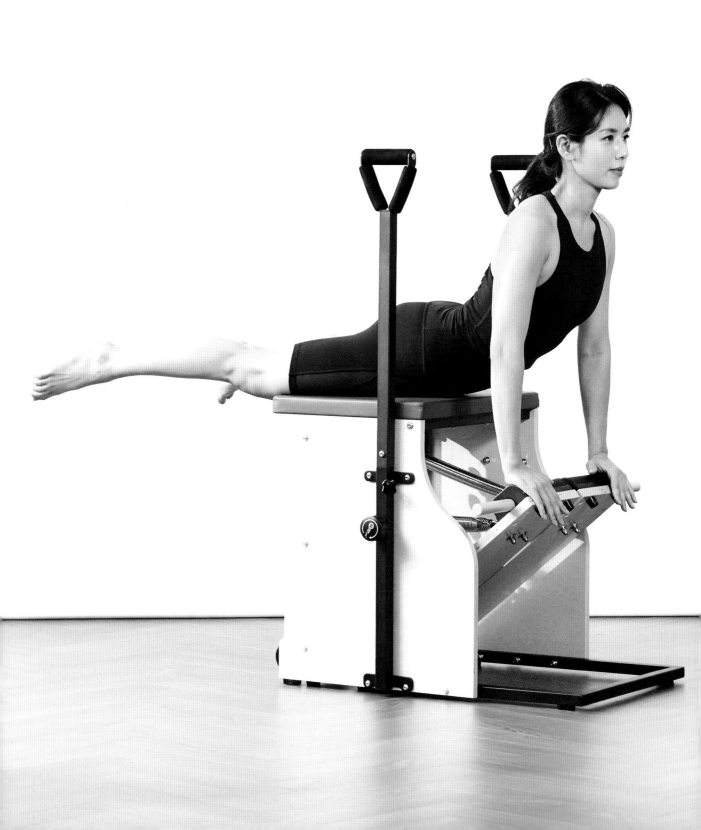

2

ARM WORK

12.-①

SCAPULA ISOLATION PRONE
Retraction

기구 조절
1H LOW
1L TOP

반복 횟수
각
5~10회

● **운동 목표**: 몸통의 안정성을 유지하며, 견갑골의 전인과 후인의 움직임을 익힌다.
● **목표 근육**: 중승모근, 능형근, 전거근, 복사근

● **시작 자세**: Prone / Neutral
Asis는 시트의 모서리 끝에서 살짝 아래에 위치한다. 머리가 페달 쪽을 향하도록 엎드려 머리부터 발끝까지 일직선을 이룬다.
하지: 두 다리를 11자로 모은다.
상지: 양팔을 아래로 뻗어 손바닥을 페달 위에 올린다. 어깨와 손목이 같은 수직선상에 위치하고 손끝은 앞쪽을 향한다. 페달은 바닥에서 약간 띄운 상태로 준비한다.

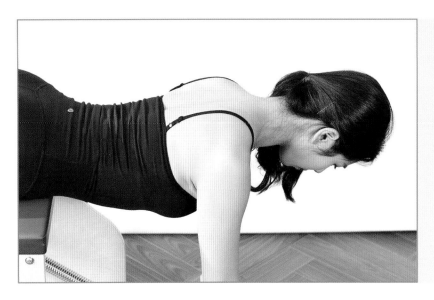

1

Exhale: 시작 자세를 유지한다.

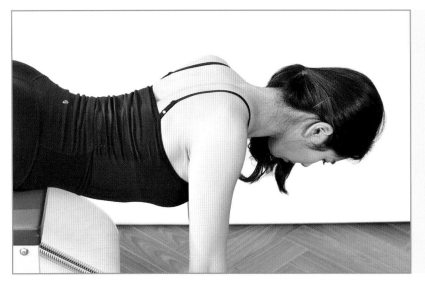

2

Inhale: 팔꿈치를 편 상태에서 견갑골 내측연을 모으며(후인), 페달을 끌어올린다.

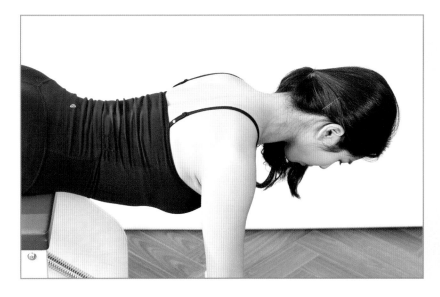

Exhale: 페달을 누르면서 견갑골을 중립 상태로 가져온다.

● 변형 동작

1. **무릎을 굽힌 상태로 동작하기**
   고관절 신전근과 요추의 부담을 줄여준다.

2. **한쪽 팔로 동작하기**
   한쪽 팔의 손등을 이마에 대거나 팔을 옆으로 뻗은 상태로 진행하여 난이도를 높일 수 있다.

3. **가동 범위 늘리기**
   견갑골의 전인에서 후인으로 바로 이어서 동작한다.

● 주의 사항

1. 견갑골을 움직이는 동안 흉추의 굴곡과 신전이 일어나지 않도록 한다.

2. 손목이 과신전되거나 팔꿈치가 굴곡되지 않도록 유의한다.

3. 복사근과 고관절 신전근을 활성화하며 척추와 골반을 안정화한다.

4. 흉곽의 뒤쪽에서 견갑골의 움직임을 분리한다.

12.-② SCALULA ISOLATION PRONE
Protraction

기구 조절
1H LOW
1L TOP

반복 횟수
각
5~10회

● **운동 목표**: 몸통의 안정성을 유지하며, 견갑골의 전인과 후인의 움직임을 익힌다.
● **목표 근육**: 중승모근, 능형근, 전거근, 복사근

● **시작 자세**: Prone / Neutral
Asis는 시트의 모서리 끝에서 살짝 아래에 위치한다. 머리가 페달 쪽을 향하도록 엎드려 머리부터 발끝까지 일직선을 이룬다.
하지: 두 다리를 11자로 모은다.
상지: 양팔을 아래로 뻗어 손바닥을 페달 위에 올린다. 어깨와 손목이 같은 수직선상에 위치하고 손끝은 앞쪽을 향한다. 페달은 바닥에서 약간 띄운 상태로 준비한다.

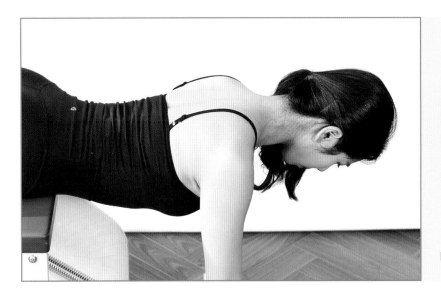

1

Exhale: 시작 자세를 유지한다.

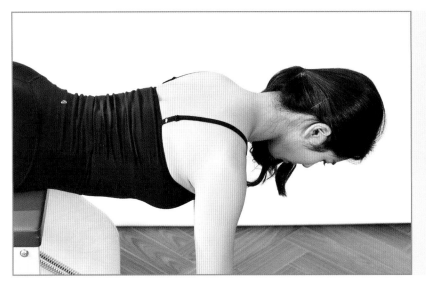

2

Inhale: 팔꿈치를 편 상태에서 페달을 눌러 견갑골을 내측연을 벌린다(전인).

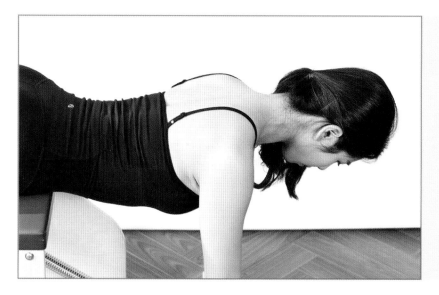

3

Exhale: 견갑골을 중립 상태로
만들며 시작 자세로 돌아간다.

● 변형 동작

1. **무릎을 굽힌 상태로 동작하기**
   고관절 신전근과 요추의 부담을 줄여준다.

2. **한쪽 팔로 동작하기**
   한쪽 팔의 손등을 이마에 대거나 팔을 옆으로 뻗은 상태로 진행하여 난이도를 높일 수 있다.

3. **가동 범위 늘리기**
   견갑골의 전인에서 후인으로 바로 이어서 동작한다.

● 주의 사항

1. 견갑골을 움직이는 동안 흉추의 굴곡과 신전이 일어나지 않도록 한다.

2. 손목이 과신전되거나 팔꿈치가 굴곡되지 않도록 유의한다.

3. 복사근과 고관절 신전근을 활성화하며 척추와 골반을 안정화한다.

4. 흉곽의 뒤쪽에서 견갑골의 움직임을 분리한다.

13 ONE ARM PUSH PRONE

기구 조절
1H LOW
1L TOP

반복 횟수
각
5~10회

● **운동 목표**: 한쪽 팔을 고정한 상태로, 반대쪽 팔만 운동을 진행하는 비대칭적인 움직임을 수행하는 동안 몸통과 골반을 안정화한다.

● **목표 근육**: 고관절 신전근, 전거근, 상완삼두근, 대흉근

● **시작 자세**: Prone / Neutral

Asis는 시트의 모서리 끝에서 살짝 아래에 위치한다. 머리부터 발끝까지 일직선을 유지하며 몸을 바닥과 평행하게 한다.

하지: 두다리를 11자로 모은다.

상지: 한 손은 페달에 얹고 아래로 살짝 눌러 어깨와 손목이 일직선을 이루며, 반대쪽 손등은 이마 앞에 두고 유지한다.

* 페달은 바닥에서 약간 띄운 상태를 유지한다.

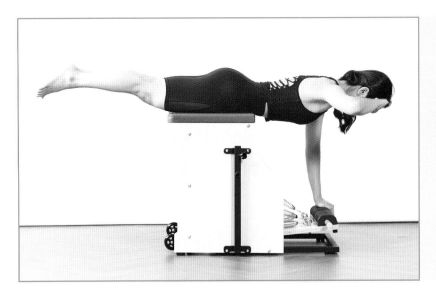

1

Exhale: 시작 자세를 유지한다.

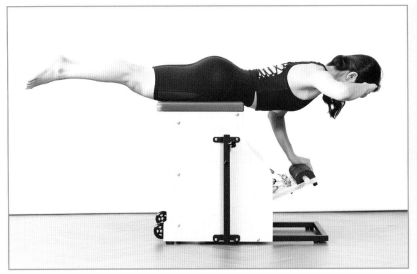

2

Inhale: 페달을 누르는 손의 팔꿈치를 바깥쪽 방향으로 접어 페달을 올린다.

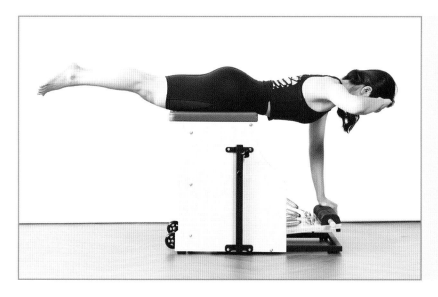

Exhale: 팔꿈치를 펴면서 페달을 아래로 누른다.

● 변형 동작

1. **양손으로 지지하기**
   두 손을 모두 페달에 올리고 동작을 진행하여 몸통의 안정성을 높인다.

2. **무릎을 접은 상태로 동작하기**
   고관절 신전근과 요추의 부담을 줄여준다.

3. **팔 모양 바꾸기**
   이마 앞에 고정했던 팔을 옆으로 뻗거나 엉덩이 옆으로 뻗어 난이도를 높일 수 있다.

4. **팔꿈치 각도 조정**
   팔꿈치를 어깨와 수평하게 옆으로 접어 대흉근의 사용을 강조하거나 몸통 가까이로 붙여 접어 상완삼두근 사용을 강조할 수 있다.

5. **골반 아래에 쿠션 두기**
   팔이 길거나, 신장이 커서 가동 범위가 더 필요한 경우 몸의 높이를 높여준다.

● 주의 사항

1. 팔꿈치를 굴곡, 신전하는 동안 몸통이 회전하지 않도록 주의한다.

2. 척추와 골반이 중립 상태를 유지할 수 있도록 척추기립근과 고관절 신전근을 활성화한다.

3. 팔꿈치가 움직이는 동안, 견갑골이 함께 움직이지 않도록 안정화를 유지한다.

SWAN DIVE PREP

● **운동 목표**: 견갑골과 골반의 안정화를 유지하며 척추를 신전하여 척추기립근 및 후면 근육 사슬을 활성화한다.

● **목표 근육**: 기립근, 광배근, 복사근, 견갑골 안정화 근육

● **시작 자세**: Prone / Neutral

Asis는 시트의 모서리 끝에서 살짝 아래에 위치한다. 머리부터 발끝까지 일직선을 유지하며 몸을 바닥과 평행하게 한다.

하지: 두 다리를 외회전 상태로 어깨보다 약간 넓게 벌려 바닥과 평행하게 뻗는다. 발목은 Plantar flexion으로 유지한다.

상지: 두 손은 손끝이 앞쪽 향하게 하여 페달 위에 얹고, 페달을 살짝 누르며 팔을 곧게 뻗은 자세에서 어깨와 손목이 일직선을 이룬다.

* 페달은 바닥에서 약간 띄운 상태로 준비한다.

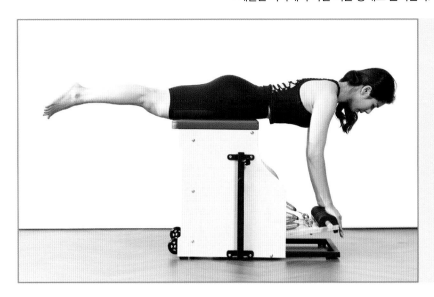

1

Inhale: 시작 자세를 유지한다.

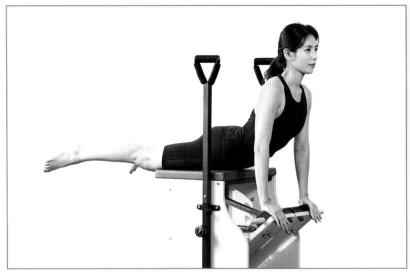

2

Exhale: 몸통이 페달에 밀려 올라오는 느낌으로 상체를 들어 올리며, 견갑골을 엉덩이 방향으로 약간 끌어내려 견갑골 안정화를 유지한다.

Inhale: 자세를 유지하며 몸통의 측면으로 최대한 숨을 들이마신다.

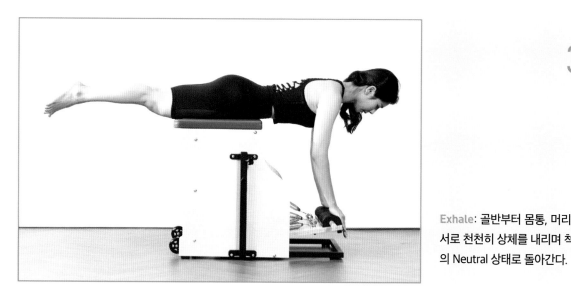

Exhale: 골반부터 몸통, 머리 순서로 천천히 상체를 내리며 척추의 Neutral 상태로 돌아간다.

● 변형 동작

한 번의 호흡으로 진행

Inhale: 견갑골을 끌어내리며 척추를 신전한다.

Exhale: 척추 분절해 내려와 시작 자세로 돌아간다.

● 주의 사항

1. 척추를 신전하는 동안 복부와 고관절 신전근을 활성화하여 요추나 경추의 과신전을 주의한다.
2. 동작을 수행하는 동안 어깨가 거상되지 않도록 견갑골 안정화를 유지한다.

15 SWAN DIVE

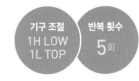

기구 조절
1H LOW
1L TOP

반복 횟수
5회

- **운동 목표**: 머리끝부터 발끝까지 부드러운 곡선의 활 모양을 유지하며, 몸통의 누르는 힘으로 움직임을 조절하여 척추 신전근과 고관절 신전근의 지구력을 기를 수 있다.
- **목표 근육**: 척추기립근, 대둔근, 햄스트링, 복사근

- **시작 자세**: Prone / Neutral
  Asis는 시트의 모서리 끝에서 살짝 아래에 위치한다. 머리부터 발끝까지 부드러운 곡선으로 상체를 위로 들어 올려 활 모양을 유지한다.
  하지: 두 다리를 외회전 상태로 어깨보다 약간 넓게 벌려 바닥과 평행하게 뻗는다. 발목은 Plantar flexion으로 유지한다.
  상지: 양손은 손끝이 앞쪽 향하게 하여 페달 위에 올리고, 페달을 누르지 않은 상태에서 팔을 곧게 펴 상체를 들어 올리며 어깨와 손목이 일직선을 이룬다.

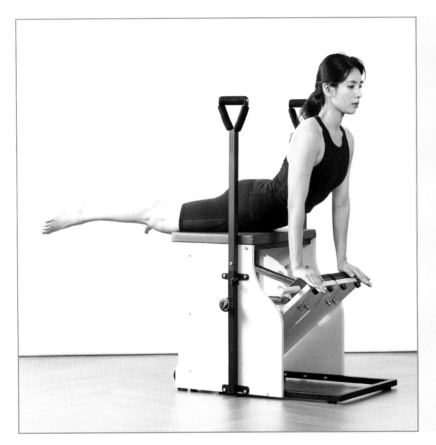

1

Inhale: 시작 자세를 유지한다.

● **주의 사항**

1. 팔의 힘이 아닌 몸통 전체의 체중 이동으로 페달을 누르며, 머리랑 어깨가 먼저 떨어지지 않는다.
2. 척추 신전을 유지하는 동안 복부를 활성화하여 경추와 요추가 과신전되지 않도록 주의한다.
3. 동작을 수행하는 동안 몸 전체의 활 모양을 유지한다.

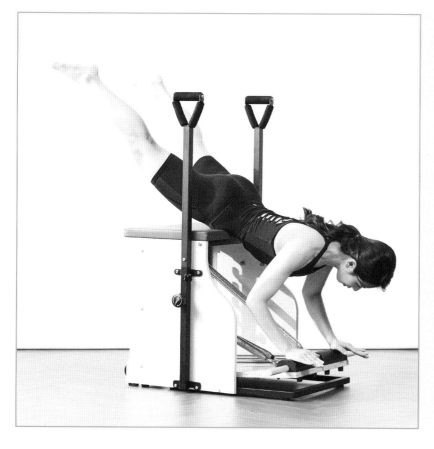

2

Exhale: 활 모양을 유지하며 몸
통이 누르는 힘으로 페달을 서
서히 누른다. 팔꿈치를 굴곡하여
상체가 아래로 내려가는 동시에
발끝을 천장 방향으로 뻗는다.

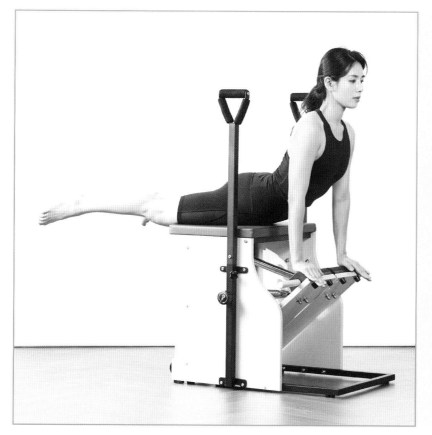

3

Inhale: 견갑골을 아래로 끌어
내리며 몸의 활 모양과 견갑골
안정화를 유지하고 시작 자세로
돌아간다.

16-① SCAPULA ISOLATION STANDING
Front

기구 조절
2H LOW
1L TOP

반복 횟수
5~10회

● **운동 목표**: 몸통과 하지를 안정화한 상태에서 견갑골의 거상과 하강 움직임을 인지하며 어깨 안정화를 이끌어낸다.

● **목표 근육**: 승모근, 광배근

● **시작 자세**: Standing / Neutral

Chair의 시트를 바라보는 방향으로 시트 위에 올라서서 양손으로 핸들을 잡고 견갑을 안정화한 후 한 발씩 페달에 올려 준비한다.

하지: 두 다리는 11자로 모아 앞꿈치를 페달 위에 올려놓고, 발목은 Plantar flexion을 유지한다.

상지: 팔꿈치를 모두 편 상태에서 양손으로 핸들을 잡고 견갑골을 끌어내려 체중을 지지한다.

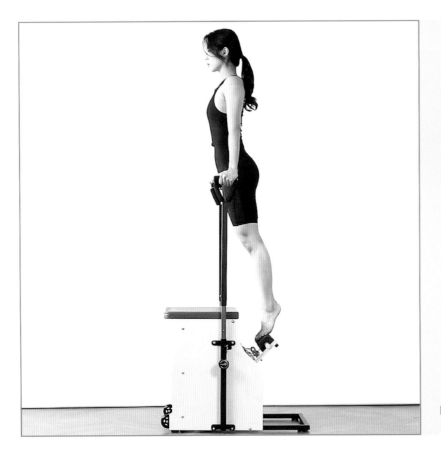

1

Exhale: 시작 자세를 유지한다.

● **주의 사항**

1. 팔꿈치를 편 상태로 견갑골의 움직임을 이끌어내며 팔꿈치가 과신전되지 않도록 주의한다.
2. 하부 승모근과 광배근의 연결을 유지하여 등 근육을 활성화하며 어깨가 앞으로 말리지 않도록 유의한다.
3. 척추와 골반은 중립 상태를 유지하며 견갑골의 움직임만으로 동작을 수행할 수 있도록 한다.

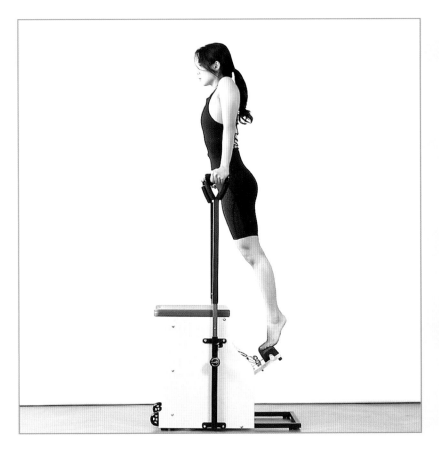

Inhale: 팔꿈치를 편 상태를 고
정하고 견갑골을 끌어올려 귀와
어깨를 가깝게 만든다. 몸이 아
래로 내려가며 페달을 누른다.

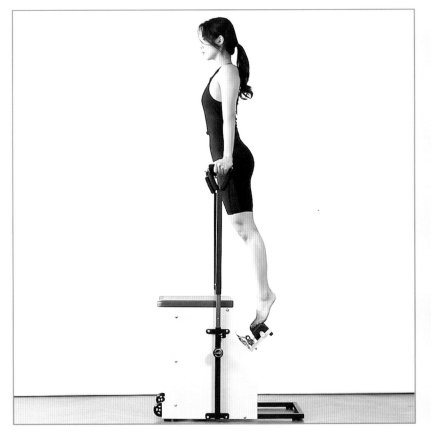

Exhale: 손바닥으로 핸들을 밀
어내는 느낌으로 견갑골을 엉덩
이 방향으로 끌어내린다. 몸 전
체를 위로 끌어올리면 페달이 자
연스럽게 올라간다.

16.-② SCAPULA ISOLATION STANDING

Back

기구 조절
2H LOW
1L TOP

반복 횟수
5~10회

● **운동 목표**: 몸통과 하지를 안정화한 상
태에서 견갑골의 거상과 하강 움직임을
인지하며 어깨 안정화를 이끌어낸다.

● **목표 근육**: 승모근, 광배근

● **시작 자세**: Standing / Neutral

시트 위에 올라서서 페달을 몸 앞쪽에 둔다. 양손으로 핸들을 잡고 견갑을 안정화한 후
발의 앞꿈치를 페달에 올려 준비한다.

하지: 두 다리는 11자로 모아 앞꿈치를 페달 위에 올려놓고 발목은 Plantar flexion을
유지한다.

상지: 팔꿈치를 모두 편 상태에서 양손으로 핸들을 잡고 견갑골을 끌어내려 체중을 지
지한다.

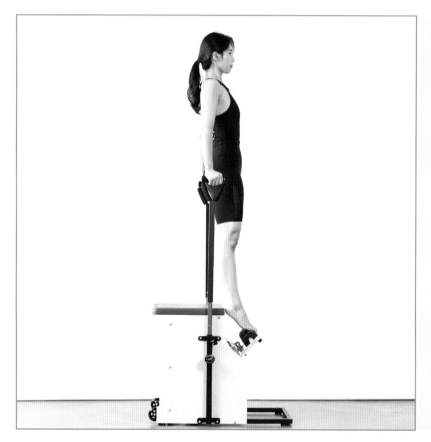

1

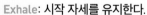

Exhale: 시작 자세를 유지한다.

● **주의 사항**

1. 팔꿈치를 편 상태로 견갑골의 움직임을 이끌어내며 팔꿈치가 과신전되지 않도록 주의한다.
2. 하부 승모근과 광배근의 연결을 유지하여 등 근육을 활성화하며 어깨가 앞으로 말리지 않도록 유의한다.
3. 척추와 골반은 중립 상태를 유지하며 견갑골의 움직임만으로 동작을 수행할 수 있도록 한다.

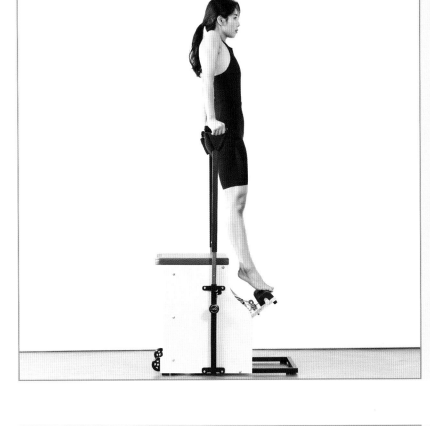

Inhale: 팔꿈치를 편 상태를 고정하고 견갑골을 끌어올려 귀와 어깨를 가깝게 만든다. 몸이 아래로 내려가며 페달을 누른다.

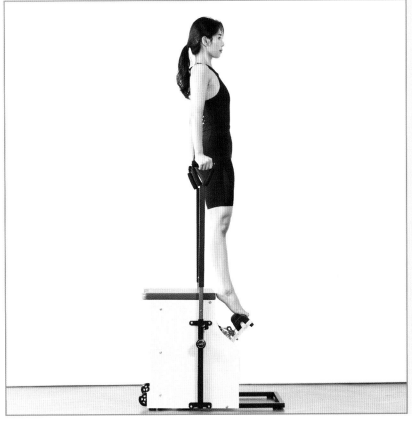

Exhale: 손바닥으로 핸들을 밀어내는 느낌으로 견갑골을 엉덩이 방향으로 끌어내린다. 몸 전체를 위로 끌어올리면 페달이 자연스럽게 올라오며 시작 자세로 돌아간다.

17. TRICEPS PRESS STANDING

① Front

기구 조절
2H LOW
1L TOP

반복 횟수
5~10회

- **운동 목표**: 팔꿈치의 굴곡과 신전을 통해 몸 전체를 끌어올리며 견갑골의 안정성을 유지할 수 있다.
- **목표 근육**: 하부 승모근, 상완삼두근, 광배근

- **시작 자세**: Standing / Neutral
  페달의 앞쪽에서 시트 위에 올라 서서 한 발씩 페달에 올려 준비한다.
  하지: 두 다리는 11자로 모아 발볼을 페달 위에 올리고 발목은 Plantar flexion을 유지한다.
  상지: 팔꿈치를 모두 편 상태에서 양손으로 핸들 위쪽을 잡고 견갑골 안정화를 유지한다.

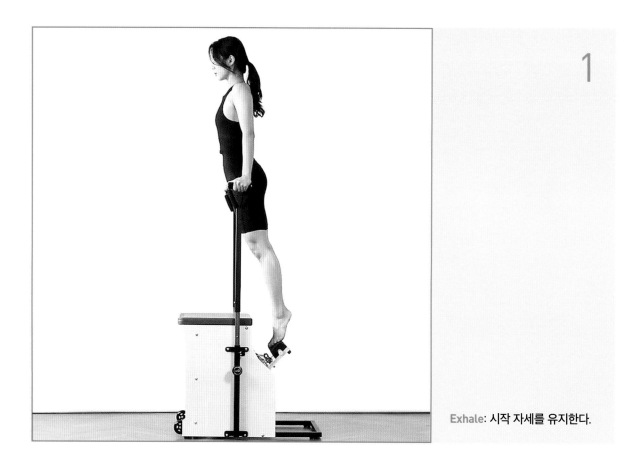

1

Exhale: 시작 자세를 유지한다.

● **주의 사항**

1. 팔꿈치가 과신전되지 않도록 주의한다.
2. 하부 승모근과 광배근의 연결을 유지하고, 어깨가 앞으로 말리지 않도록 주의한다.
3. 팔꿈치의 굴곡, 신전 움직임으로 동작을 수행하여 견갑골의 안정화를 유지한다.

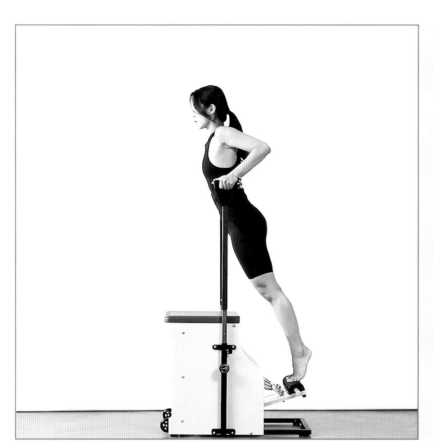

Inhale: 견갑골 안정화를 유지
하며 팔꿈치를 굴곡한다. 전체가
내려가면서 페달을 누른다.

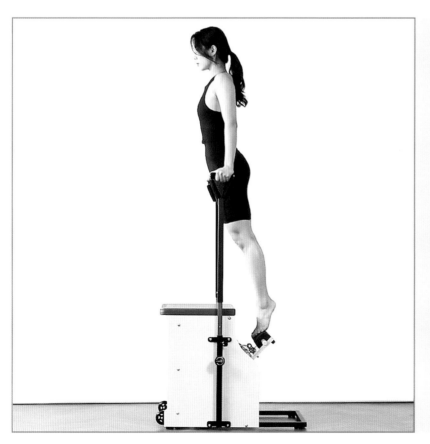

Exhale: 견갑골 안정화를 유지
하며 팔꿈치를 신전한다. 몸이 위
쪽으로 올라가며 페달을 올린다.

17.-② TRICEPS PRESS STANDING
Back

기구 조절
2H LOW
1L TOP

반복 횟수
5~10회

● **운동 목표**: 팔꿈치의 굴곡과 신전을 통해 몸 전체를 끌어올리며 견갑골의 안정성을 유지할 수 있다.

● **목표 근육**: 하부 승모근, 상완삼두근, 광배근

● **시작 자세**: Standing / Neutral

시트 위에 올라서서 페달을 몸 앞쪽에 둔다. 양손으로 핸들을 잡고 견갑을 안정화한 후 발의 앞꿈치를 한 발씩 페달에 올려 준비한다.

하지: 두 다리는 11자로 모아 앞꿈치를 페달 위에 올리고 발목은 Plantar flexion을 유지한다.

상지: 팔꿈치를 모두 편 상태에서 양손으로 핸들 위쪽을 잡고 견갑골 안정화를 유지한다.

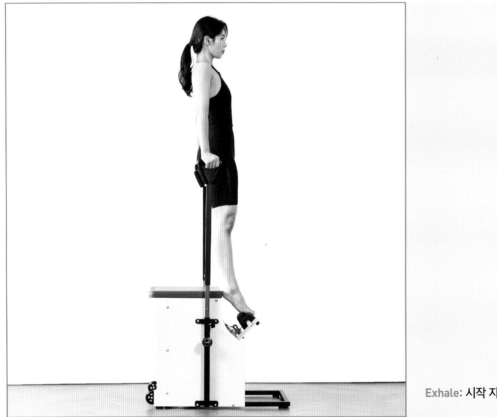

1

Exhale: 시작 자세를 유지한다.

● **주의 사항**

1. 팔꿈치가 과신전되지 않도록 주의한다.
2. 하부 승모근과 광배근의 연결을 유지하고, 어깨가 앞으로 말리지 않도록 주의한다.
3. 팔꿈치의 굴곡, 신전 움직임으로 동작을 수행하여 견갑골의 안정화를 유지한다.

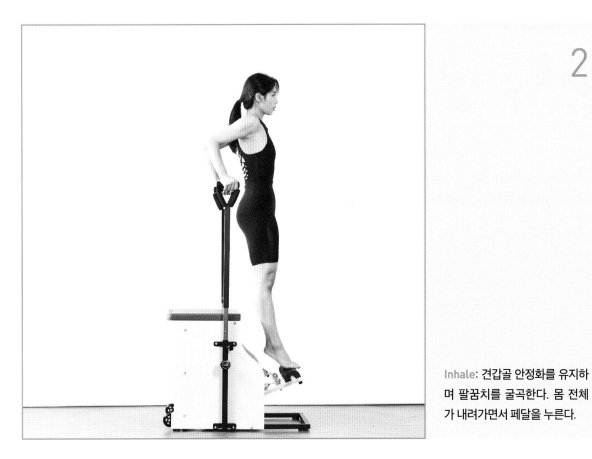

Inhale: 견갑골 안정화를 유지하며 팔꿈치를 굴곡한다. 몸 전체가 내려가면서 페달을 누른다.

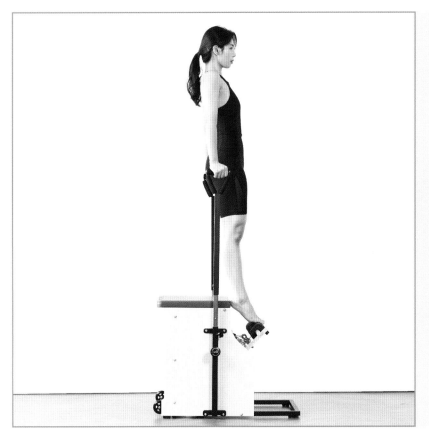

Exhale: 견갑골 안정화를 유지하며 팔꿈치를 신전한다. 몸이 위쪽으로 올라가며 시작 자세로 돌아간다.

18 ONE ARM PREP HAND ON FLOOR

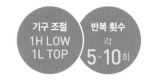

기구 조절
1H LOW
1L TOP

반복 횟수
각
5~10회

- **운동 목표**: 몸통과 하지, 견갑골을 안정 화한 상태에서 어깨 관절의 사선 내전 과 외전, 팔꿈치의 굴곡과 신전 움직임 을 동시에 만들어낸다.
- **목표 근육**: 전거근, 상완삼두근, 대흉근

- **시작 자세**: Kneeling / Neutral
  Chair와 90도를 이루는 위치에서 네발기기 자세로 준비한다.
  하지: 골반과 무릎이 수직을 이루며, 무릎과 발은 골반 넓이로 벌린다.
  상지: 한쪽 손은 페달 위에 올린 후 페달을 끝까지 밀어 내리고, 반대쪽 손은 쿠션이나 Extender 위에 두어 양손과 어깨의 높이를 맞춘다.

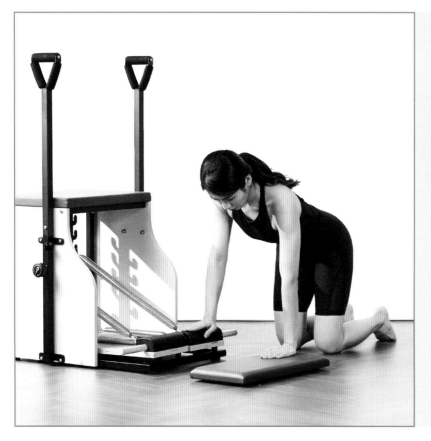

1

Exhale: 시작 자세를 유지한다.

- **주의 사항**

1. 동작을 수행하는 동안 몸통이나 골반이 회전되지 않도록 주의한다.
2. 팔꿈치의 굴곡과 신전이 반복되는 동안 어깨가 과긴장되지 않도록 견갑골을 안정화하는 데 집중한다.

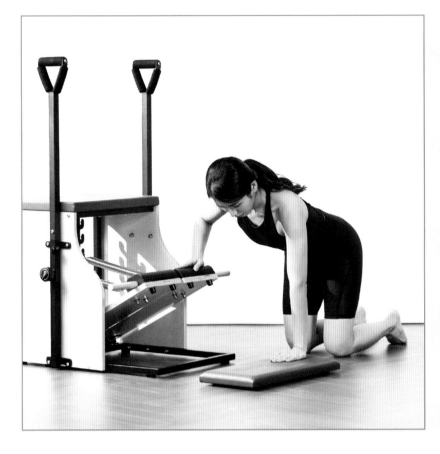

Inhale: 양쪽 어깨의 높이를 평행하게 유지하며 페달 위의 팔은 팔꿈치를 바깥쪽 방향으로 접어 페달을 들어 올린다.

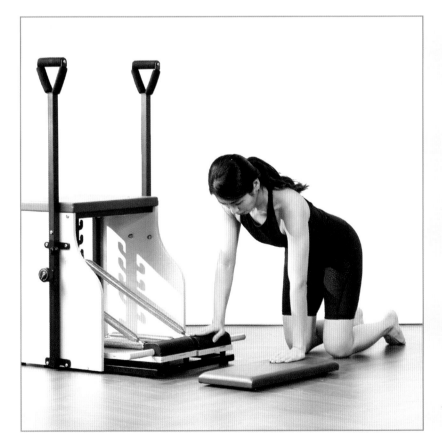

Exhale: 팔꿈치를 펴서 페달을 누르며 시작 자세로 돌아간다.

1. **머리부터 무릎까지 사선으로 일직선을 만들어 동작하기**
   시작 자세에서 무릎을 더 뒤로 보내서 준비한다.

2. **팔꿈치 각도 조정**
   팔꿈치가 어깨와 수평을 이루며 바깥쪽으로 접히도록 동작하여 대흉근의 사용을 강조하거나 몸통 쪽으로 붙여 진행해 상완삼두근의 사용을 강조할 수 있다.

19. AB PRESS SITTING
Flex Spine

-①

기구 조절
2L TOP

반복 횟수
5-8회

● **운동 목표**: 척추의 분절 움직임을 이끌어내며 복부 힘의 연속성을 느낄 수 있다. 몸통의 굴곡을 만들어내며 몸통의 힘을 인지한다.
● **목표 근육**: 광배근, 상완삼두근, 대원근

● **시작 자세**: Sitting / Neutral
페달을 바라보고 매트에 앉아 준비한다.
하지: 두 다리는 양옆으로 Chair 프레임보다 넓게 벌려 곧게 뻗는다.
상지: 양손을 페달 위에 올리고, 팔꿈치를 편 상태에서 견갑골을 끌어내리며 페달을 약간 아래로 누른다.

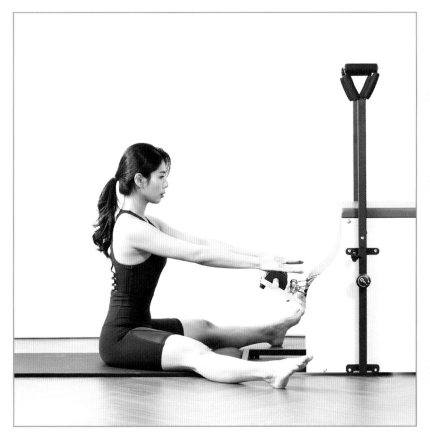

1

Inhale: 시작 자세를 유지한다.

● **주의 사항**

1. 동작을 수행하는 동안, 골반이 전방 또는 후방 경사를 이루지 않도록 중립을 유지한다.
2. 팔의 힘으로 페달을 누르지 않고 복부를 수축하는 힘에 집중해야 한다.

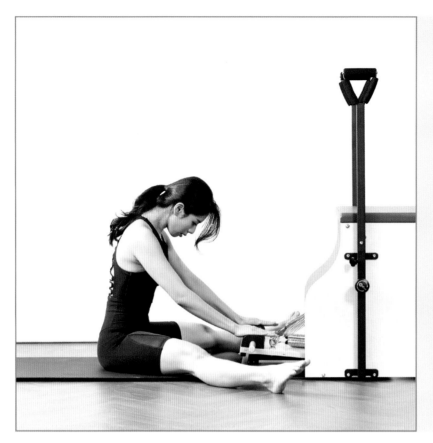

Exhale: 머리부터 차례로 척추를 분절하여 상체를 굴곡한다. 골반은 Neutral 상태를 유지하며, 척추를 분절하는 복부 힘으로 페달을 눌러 내린다.

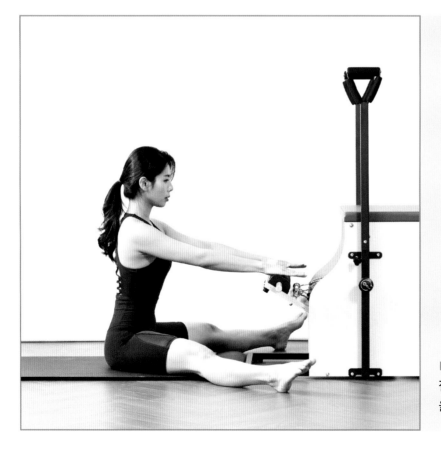

Inhale: 골반 위에 척추를 한 분절씩 쌓아올리는 느낌으로 몸통을 세워 페달을 들어 올린다.

● **변형 동작** ==

1. **팔로 페달 내리기**

   상체를 굴곡하지 않고 척추와 골반을 중립으로 유지하여 복부 코어의 등척성 운동을 진행하며, 광배근을 사용하여 팔을 아래로 내려 페달을 누른다.

2. **앉은 자세 조정**

   고관절 굴곡근이나 햄스트링, 허리 근육이 타이트한 경우 엉덩이 밑에 쿠션, Extender 등을 깔거나, 양반다리, 혹은 무릎을 굽혀 앉고 동작한다.

19-② AB PRESS SITTING
Press Pedal

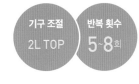

기구 조절
2L TOP

반복 횟수
5~8회

● **운동 목표**: 몸통과 골반의 안정성을 유지하며 팔과 몸통의 분리 움직임을 익힌다.
● **목표 근육**: 광배근, 상완삼두근, 대원근

● **시작 자세**: Sitting / Neutral
페달을 바라보고 매트에 앉아 준비한다.
하지: 두 다리는 양옆으로 Chair 프레임보다 넓게 벌려 곧게 뻗는다.
상지: 양손을 페달 위에 올리고, 팔꿈치를 편 상태에서 견갑골을 끌어내리며 페달을 약간 아래로 누른다.

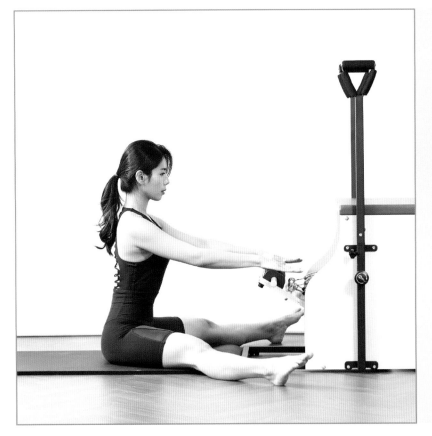

1

Inhale: 시작 자세를 유지한다.

● **주의 사항**

1. 동작을 수행하는 동안, 골반이 전방 또는 후방 경사를 이루지 않도록 중립을 유지한다.
2. 팔의 힘으로 페달을 누르지 않고 복부를 수축하는 힘에 집중해야 한다.

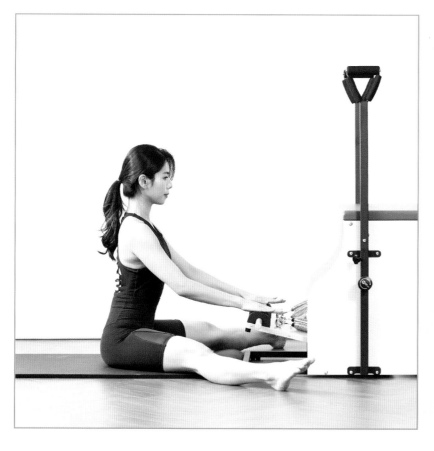

Exhale: 골반과 몸통의 중립을
유지하며 팔꿈치를 편 상태로 페
달을 누른다.

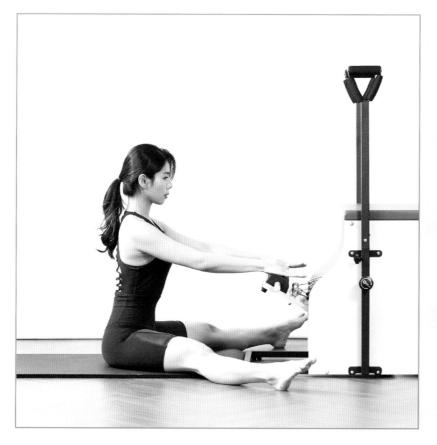

Inhale: 천천히 누르는 힘을 이
완하며 시작 자세로 돌아간다.

1. **팔로 페달 내리기**
   상체를 굴곡하지 않고 척추와 골반을 중립으로 유지하여 복부 코어의 등척성 운동을 진행하며, 광배근을 사용하여 팔을 아래로 내려 페달을 누른다.

2. **앉은 자세 조정**
   고관절 굴곡근이나 햄스트링, 허리 근육이 타이트한 경우 엉덩이 밑에 쿠션, Extender 등을 깔거나, 양반다리, 혹은 무릎을 굽혀 앉고 동작한다.

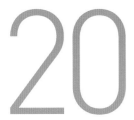

20 TRICEPS PRESS SITTING

- **운동 목표**: 팔꿈치의 굴곡과 신전 움직임 동안 어깨의 보상 작용 없이 몸통과 견갑골의 안정성을 이끌어낼 수 있다.
- **목표 근육**: 복횡근, 골반기저근, 복사근, 척추기립근, 삼두근, 견갑골 안정화 근육(특히 승모근)

- **시작 자세**: Sitting / Neutral
  Chair를 등 뒤에 놓고 바닥에 앉아 골반과 척추는 중립을 유지한다.
  하지: 다리는 양반다리를 한다.
  상지: 손끝은 앞쪽, 팔꿈치는 뒤쪽을 향하도록 양손으로 페달을 끝까지 누른다.

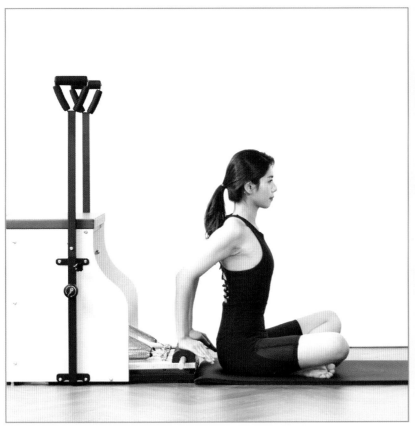

1

Exhale: **시작 자세를 유지한다.**

● **주의 사항**

1. 페달을 들어 올릴 때, 견갑골이 거상되지 않게 주의한다.
2. 골반과 척추를 중립으로 유지하며 페달을 위아래로 움직일 때 보상 작용으로 흉추의 굴곡과 신전이 일어나지 않게 한다.
3. 팔꿈치를 뒤쪽으로 굴곡할 때 견갑골이 과도하게 내전되지 않게 주의한다.

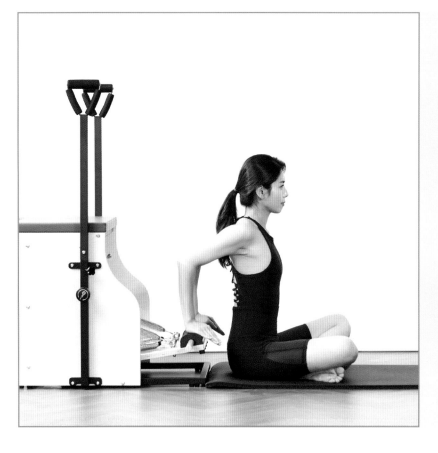

Inhale: 견갑골 안정화를 유지
하며 팔꿈치를 접어 페달을 들어
올린다.

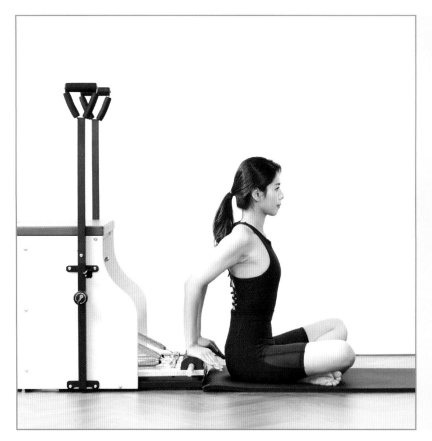

Exhale: 팔꿈치를 펴 페달을 아
래로 누르면서 시작 자세로 돌아
간다.

● 변형 동작

1. Alternative hands position
   손끝이 양옆으로 향하게 어깨를 열린 자세로 하여 동작을 수행하면 어깨가 좀 더 편안해진다.

2. Unilateral
   한 손은 안정화를 유지하며 편안하게 옆으로 놓고 반대쪽 손으로 페달을 밀어내며 편측만 움직임을 수행한다.

3. Reciprocal
   Bar를 제거하고 양쪽에 똑같이 스프링을 건 뒤 양손을 번갈아가며 페달을 누른다.

21.-① CAT STANDING FRONT
Articulation

기구 조절
2H TOP

반복 횟수
6회

- **운동 목표**: 손과 발이 고정된 상태에서 척추의 분절 움직임을 통해 척추 가동성을 향상시킨다.
- **목표 근육**: 복직근, 복사근, 햄스트링

- **시작 자세**: Standing / Neutral
  Chair를 바라보고 페달에서 약간 떨어져 선 자세를 유지한다.
  하지: 두 다리는 11자를 유지하며 골반 넓이만큼 벌린다.
  상지: 양팔은 허벅지 옆으로 자연스럽게 늘어뜨린다.

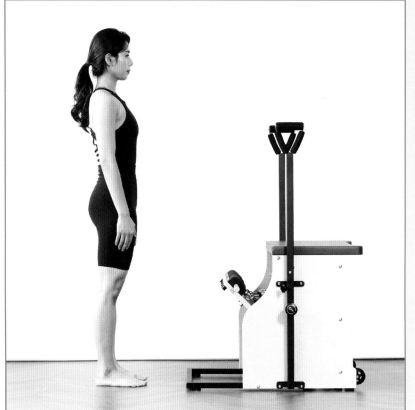

1

Inhale: 시작 자세를 유지한다.

● **주의 사항**

1. 정수리부터 꼬리뼈까지 척추 분절 움직임을 이끌어낸다.
2. 팔이나 어깨의 힘이 아닌 척추의 굴곡 움직임을 통한 복부의 힘으로 페달이 내려갈 수 있도록 집중한다.

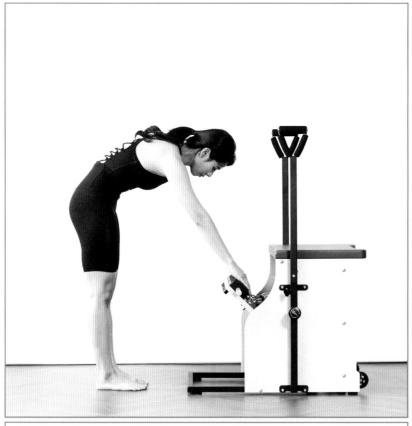

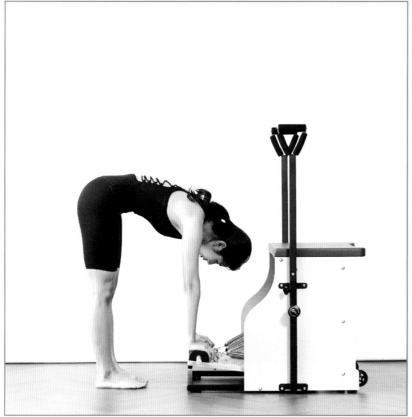

Exhale: 머리부터 척추를 분절
하며 상체를 굴곡하여 양손을 페
달 위에 올린다. 양손을 어깨너
비만큼 벌리고 페달을 바닥에 닿
기 직전까지 누른다.

▶복부 수축력을 이용하여 척추를
깊게 굴곡한다.

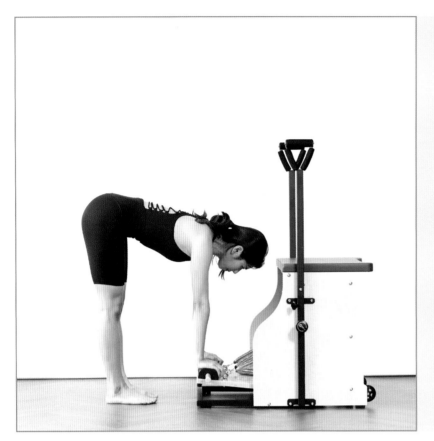

Inhale: 페달의 위치를 고정한 상태로 꼬리뼈부터 척추를 신전하여 Neutral 상태가 되도록 길게 뻗어 정수리가 정면을 향한다.

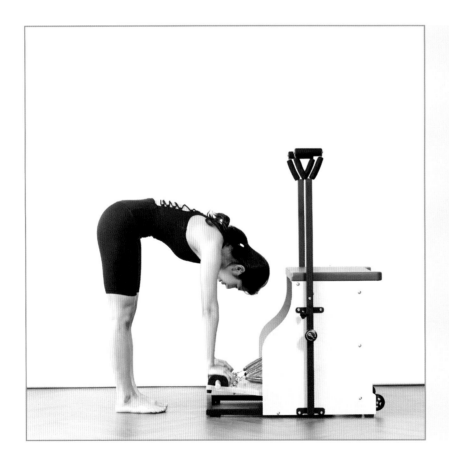

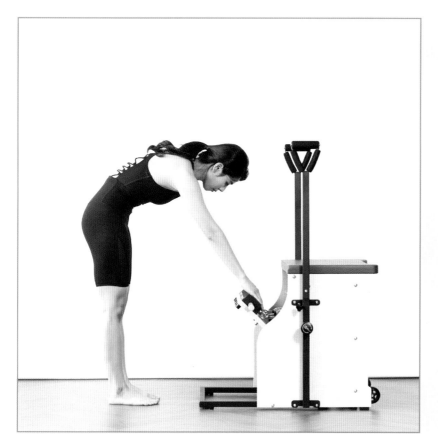

Exhale: 다시 꼬리뼈부터 말아 내듯 척추를 C자 곡선으로 만든 후 골반 위에 척추를 하나씩 세워 Roll up하여 페달을 함께 들어 올린다.

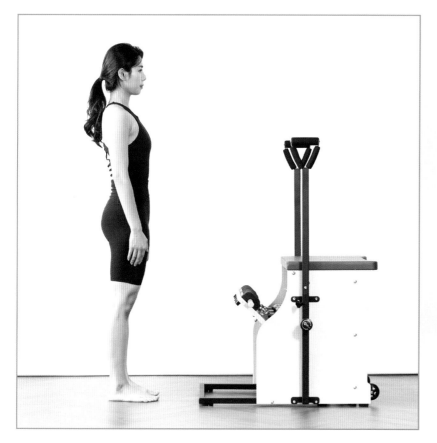

Inhale: 양손은 페달에서 띄우며 골반 위로 척추를 하나씩 세워 올려 시작 자세로 돌아간다.

1. **Roll down과 Roll up만 진행하기**
   척추를 Neutral까지 세우는 부분을 빼고 동작한다.
   Inhale: 준비
   Exhale: Roll down
   Inhale: 자세 유지
   Exhale: Roll up

2. **무릎을 약간 구부리고 동작하기**
   햄스트링이 짧은 경우에 적용이 가능하다.

3. **한쪽 팔로 동작하기**
   한쪽 손등을 이마 앞에 두고 동작을 수행하여 난이도를 높일 수 있다.

21-②

CAT STANDING FRONT

Ab Pulses

● **운동 목표**: 호흡의 리듬을 이용해 복부를 강하게 수축하여 척추의 깊은 굴곡을 만들어낼 수 있다.
● **목표 근육**: 복직근, 복사근, 햄스트링

● **시작 자세**: Standing / Neutral
Chair를 바라보고 페달에서 약간 떨어져 서서 준비한다.
하지: 두 다리는 11자를 유지하며 골반 넓이만큼 벌린다.
상지: 양팔을 엉덩이 옆으로 자연스럽게 늘어뜨리며 견갑골의 안정화를 유지한다.

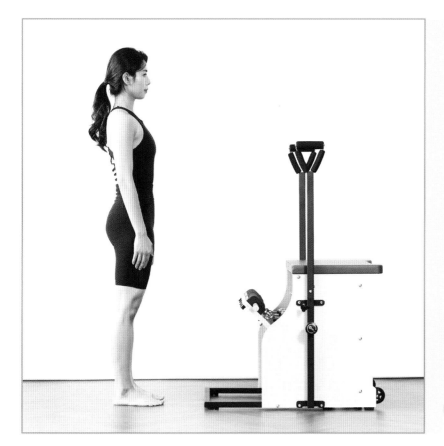

1

Inhale: 시작 자세를 유지한다.

● **변형 동작**

1. **무릎을 약간 구부리고 동작하기**
   햄스트링이 짧은 경우에 적용이 가능하다.

2. **한쪽 팔로 동작하기**
   한쪽 손등을 이마 앞에 두고 동작을 수행하여 난이도를 높일 수 있다.

● **주의 사항**

팔이나 어깨의 힘으로 페달을 누르지 않고, 척추의 굴곡 움직임을 통해 페달이 내려갈 수 있도록 집중한다.

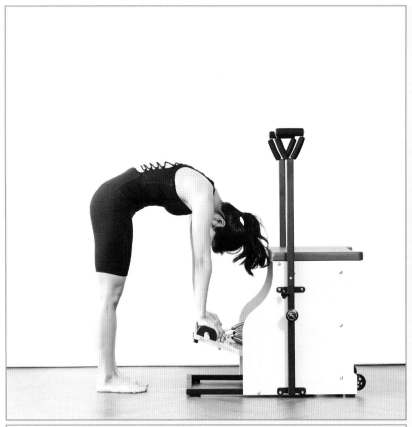

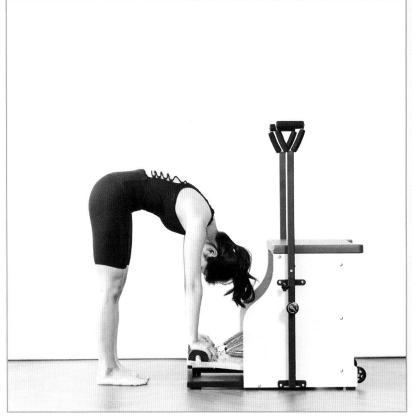

Exhale: 머리부터 척추를 분절하며 상체를 굴곡하여 양손을 페달 위에 올린다. 양손을 어깨너비만큼 벌리고 페달을 바닥에 닿기 직전까지 누른다.

▶복부 수축력을 이용하여 척추를 깊게 굴곡한다.

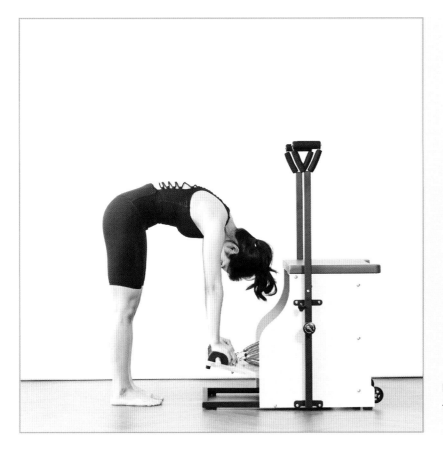

Inhale: 척추의 C자 곡선을 유지
하며 페달을 반만 들어 올린다.

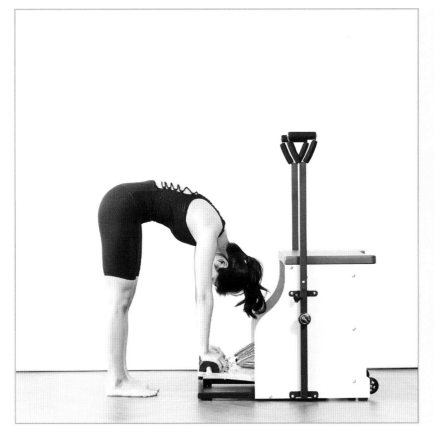

Exhale: 더 깊게 굴곡하여 페달
을 누른다.

▶ 3회 반복

▶ 회차가 거듭될수록 더 강하게 복
부를 수축해야 한다.

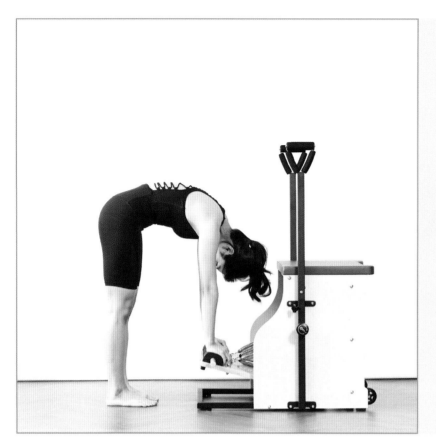

Inhale: 척추의 C자 곡선을 유지
하며 페달을 반만 들어 올린다.

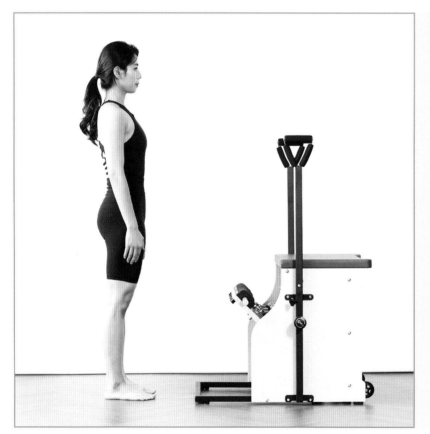

Exhale: 양손을 페달에서 띄우
며 골반 위로 척추를 하나씩 세
워 올려 시작 자세로 돌아간다.

21.③ CAT STANDING FRONT
Arm Presses

기구 조절
2H TOP

반복 횟수
6회

● **운동 목표**: 척추 Roll down을 유지한 상태에서 주관절의 굴곡과 신전을 반복하여 복부에서 상지로 연결되는 힘을 인지한다.

● **목표 근육**: 복직근, 복사근, 햄스트링, 상완삼두근, 대흉근

● **시작 자세**: Standing / Neutral
Chair를 바라보고 페달에서 약간 떨어져 서서 준비한다.
하지: 두 다리는 11자를 유지하며 골반 넓이만큼 벌린다.
상지: 양팔을 엉덩이 옆으로 자연스럽게 늘어뜨리며 견갑골의 안정화를 유지한다.

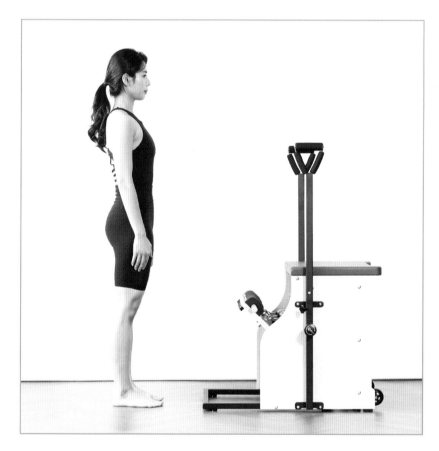

1

Inhale: 시작 자세를 유지한다.

● **주의 사항**

1. 동작을 수행하는 동안 견갑골을 안정화하여 어깨의 보상 작용이 일어나지 않도록 주의한다.
2. 복부 근육의 수축을 인지하며 척추의 굴곡 상태를 유지한다.

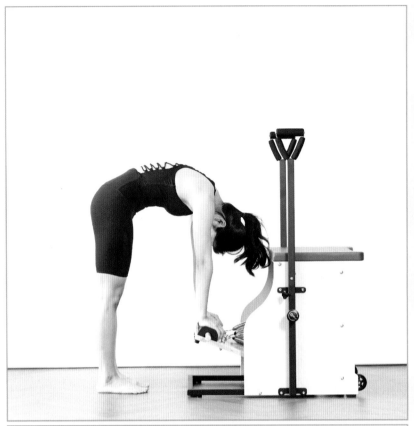

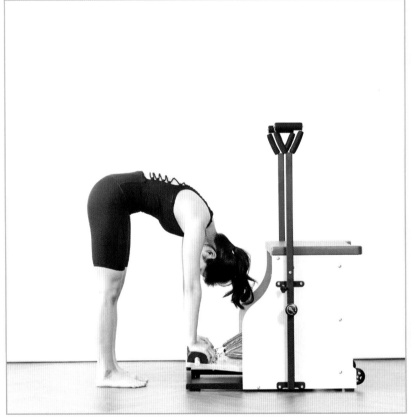

Exhale: 머리부터 척추를 분절
하여 상체를 굴곡한다. 양손을
어깨너비로 벌려 페달 위에 올리
고 척추를 깊게 굴곡하는 복부
수축력을 이용해 페달을 바닥에
닿기 직전까지 누른다.

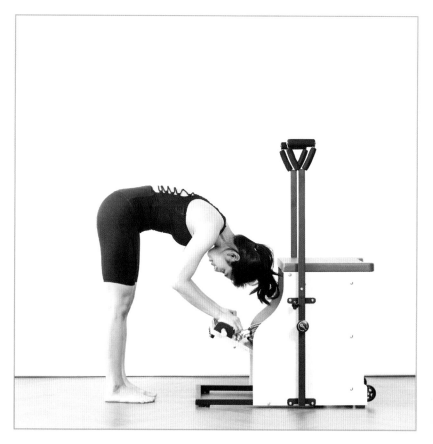

Inhale: 척추의 C자 곡선을 유지하며 팔꿈치를 바깥쪽 방향으로 접어 페달을 들어 올린다.

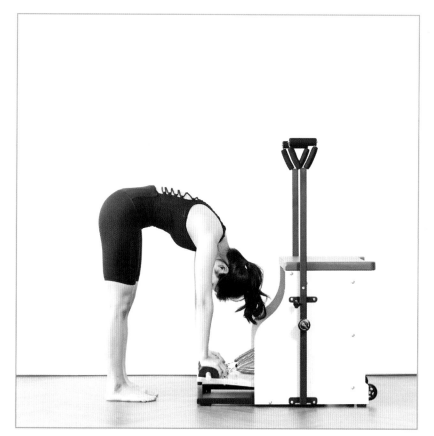

Exhale: 팔꿈치를 다시 펴 페달을 누른다.

▶3회 반복

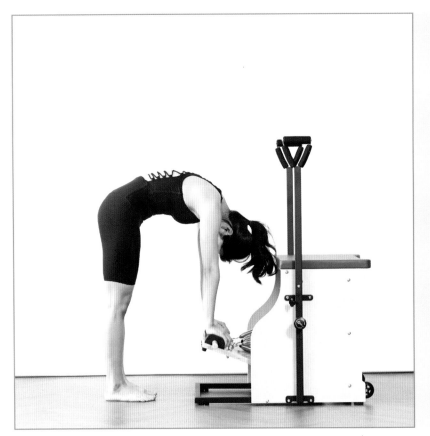

Inhale: 골반을 후방 경사하며 Roll up을 시작해 페달을 함께 들어 올린다.

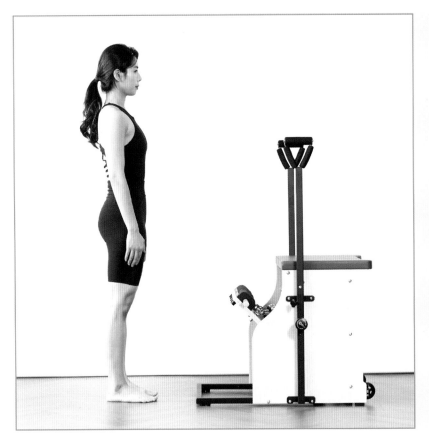

Exhale: 양손을 페달에서 띄우며 골반 위로 척추를 하나씩 세워 올려 시작 자세로 돌아간다.

● 변형 동작

1. **무릎을 약간 구부리고 동작하기**
   햄스트링이 짧은 경우에 적용이 가능하다.

2. **한쪽 팔로 동작하기**
   한쪽 손등을 이마 앞에 두고 동작을 수행하여 난이도를 높일 수 있다.

3. **팔꿈치 각도 조정**
   팔꿈치가 어깨와 수평을 이루며 90도 외전 방향으로 동작을 수행하여 대흉근의 사용을 강조하거나 몸통 쪽으로 붙여 진행하여 상완 삼두근의 사용을 강조할 수 있다.

22-① PIKE ON FLOOR
Flex Forward

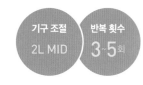

기구 조절
2L MID

반복 횟수
3~5회

- **운동 목표**: 척추의 굴곡을 만들어내는 복부 수축력을 상지로 전달하여 페달을 눌러 내릴 수 있도록 한다.
- **목표 근육**: 광배근, 대원근, 상완삼두근, 복직근, 복사근, 흉추기립근

- **시작 자세**: Sitting / Neutral
  Chair를 바라보고 매트에 앉아 체중을 좌골 뒤쪽에 실어 요추를 약간 굴곡, 흉추는 곧게 편 상태로 준비한다.
  하지: 두 다리를 모아 두 발은 시트 앞쪽 모서리에 올리고 무릎을 약간 굴곡한다.
  상지: 양손을 페달 위에 올리고, 페달을 약간 끌어내린 상태를 유지한다.

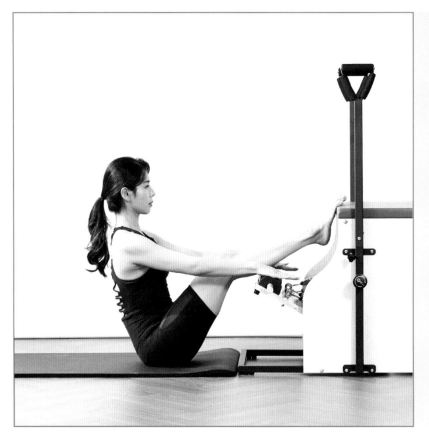

1

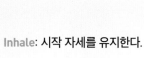

Inhale: 시작 자세를 유지한다.

● 주의 사항

1. 팔의 힘으로 페달을 누르지 않고 복부를 수축하는 힘에 움직임이 일어날 수 있도록 집중해야 한다.
2. 견갑골의 안정화를 유지하여 목과 어깨가 긴장되지 않도록 주의한다.

● 변형 동작

앉은 자세 조정
고관절 굴곡근에 불편감이 느껴지거나, 신장이 작거나, 혹은 가동 범위가 작은 경우에 엉덩이 밑에 쿠션, Extender 등을 깔아 몸의 위치를 높여준다.

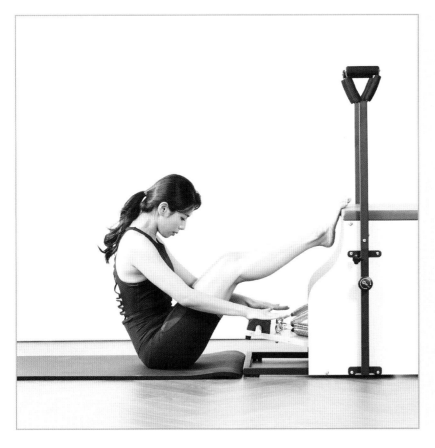

Exhale: 머리부터 차례로 척추를 분절하여 상체를 굴곡한다. 척추를 분절하여 수축하는 복부 힘으로 페달을 누른다.

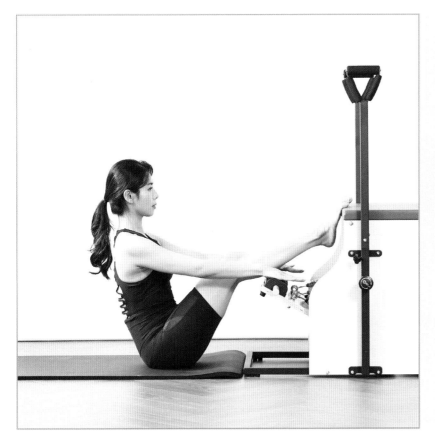

Inhale: 골반 위에 척추를 바로 세우며 시작 자세로 돌아간다.

22-② PIKE ON FLOOR
Arms Press

- **운동 목표**: 페달을 누르는 동작에도 몸통의 움직임에 변화 없이 자세를 유지하며 팔과 몸통의 움직임을 분리시킨다.
- **목표 근육**: 광배근, 대원근, 상완삼두근, 복직근, 복사근, 흉추기립근

- **시작 자세**: Sitting / Neutral
  Chair를 바라보고 매트에 앉아 체중을 좌골 뒤쪽에 실어 요추를 약간 굴곡, 흉추는 곧게 편 상태로 준비한다.
  하지: 두 다리를 모아 두 발은 시트 앞쪽 모서리에 올리고 무릎을 약간 굴곡한다.
  상지: 양손을 페달 위에 올리고, 페달을 약간 끌어내린 상태를 유지한다.

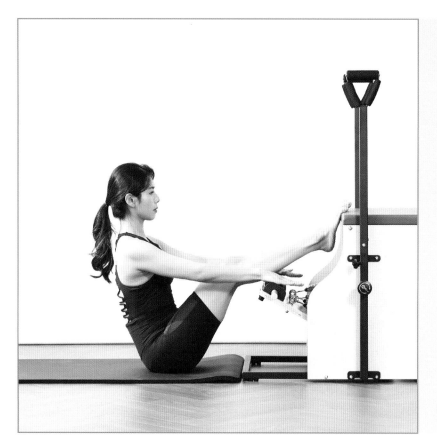

1

Inhale: 시작 자세를 유지한다.

● **주의 사항**

1. 팔의 힘으로 페달을 누르지 않고 복부를 수축하는 힘에 움직임이 일어날 수 있도록 집중해야 한다.
2. 견갑골의 안정화를 유지하여 목과 어깨가 긴장되지 않도록 주의한다.

● **변형 동작**

앉은 자세 조정
고관절 굴곡근에 불편감이 느껴지거나, 신장이 작거나, 혹은 가동 범위가 작은 경우에 엉덩이 밑에 쿠션, Extender 등을 깔아 몸의 위치를 높여준다.

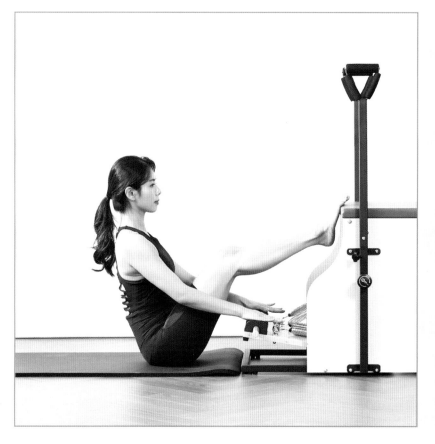

Exhale: 골반과 몸통의 안정화를 유지하며 견갑골을 끌어내려 페달을 누른다.

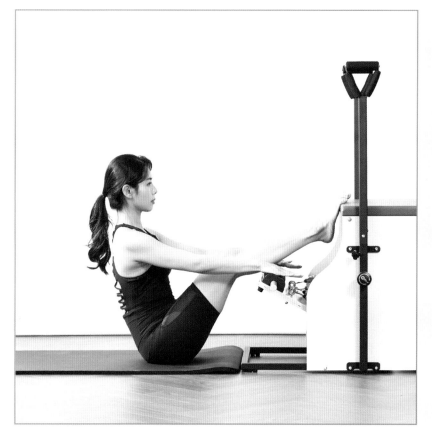

Inhale: 천천히 페달을 누르는 힘을 이완하며 시작 자세로 돌아간다.

23

SWAN DIVE
FROM FLOOR

기구 조절 2H LOW | 반복 횟수 5회

- **운동 목표**: 견갑골과 골반의 안정성을 유지하며 견갑골의 움직임으로 척추의 신전을 이끌어낼 수 있다.
- **목표 근육**: 기립근, 대둔근, 햄스트링, 광배근

- **시작 자세**: Prone / Neutral
  머리가 페달 쪽을 향하도록 엎드린 뒤, 바닥을 바라본다. 가슴 앞쪽 흉골을 바닥에서 살짝 띄우며 흉추가 약간 신전된 상태를 유지한다.
  하지: 두 다리를 골반 넓이보다 조금 더 넓게 벌려 무릎과 발끝이 바깥쪽을 바라보도록 외전, 외회전한다. 발목은 Plantar flexion한다.
  상지: 두 팔은 곧게 뻗어 어깨너비만큼 벌리며, 페달 위에 양손을 가볍게 얹고 척추가 정수리 방향으로 길어지는 느낌을 유지한다.

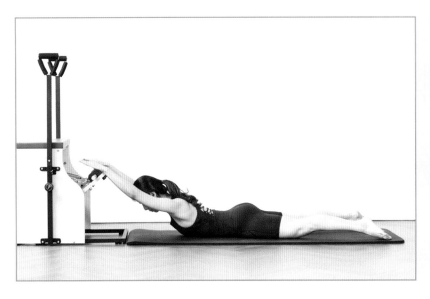

1

Inhale: 시작 자세를 유지한다.

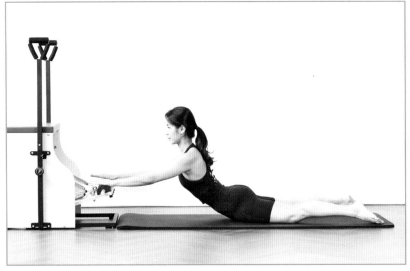

2

Exhale: 양손으로 페달을 누르며, 정수리 방향으로 길게 뻗는 느낌으로 척추를 신전한다.

▶견갑골을 골반 방향으로 끌어내리는 힘으로 페달을 누르고, 골반의 후방 경사를 유지하려고 한다.

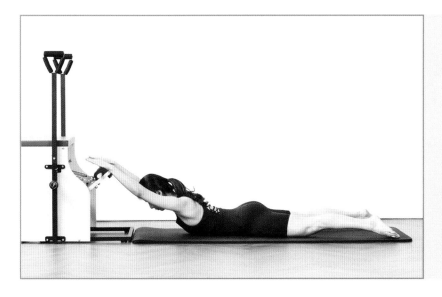

Inhale: 목 뒤쪽이 길어지는 느낌으로 천천히 바닥으로 몸을 내린다. 페달을 누르는 힘을 천천히 이완하며 시작 자세로 돌아간다.

● 변형 동작

상체 들어 올리고 유지
척추 신전근의 지구력을 향상시키기 위해 상체를 들어 올리고 유지한 상태에서 페달을 누르는 동작을 반복한다.

● 주의 사항

1. 동작을 수행하는 동안 견갑골이 안정된 상태를 유지해야 한다.
2. 고관절 신전근과 복부 근육을 활성화하고, 요추나 경추의 과신전을 피한다.

24 TORSO FLEXION ROLL OVER

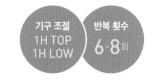

기구 조절
1H TOP
1H LOW

반복 횟수
6~8회

- **운동 목표**: 복부 근육의 조절력을 바탕으로 척추의 가동성과 움직임의 협응력을 활성화한다.
- **목표 근육**: 복직근, 복사근, 고관절 굴곡근

- **시작 자세**: Supine / Imprint
  머리가 페달 쪽을 향하도록 누우며 척추를 Imprint한다.
  하지: 두 다리를 모아 사선 위쪽 방향으로 뻗고, 발목은 Plantar flexion한다.
  상지: 양팔은 머리 위로 뻗어 페달 양옆을 손으로 감싸 쥔다.

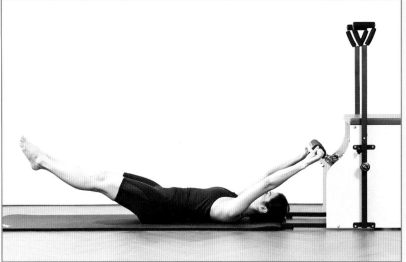

1

Exhale: 시작 자세를 유지한다.

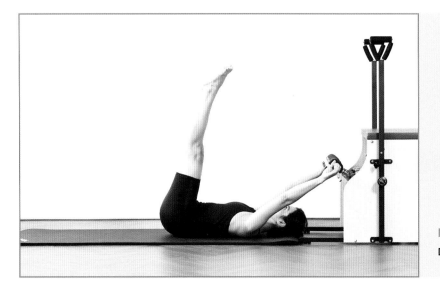

2

Inhale: 발끝이 천장을 향하도록 다리를 들어 올린다.

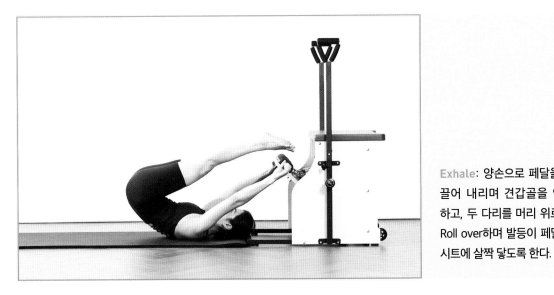

Exhale: 양손으로 페달을 살짝 끌어 내리며 견갑골을 안정화 하고, 두 다리를 머리 위로 넘겨 Roll over하며 발등이 페달 또는 시트에 살짝 닿도록 한다.

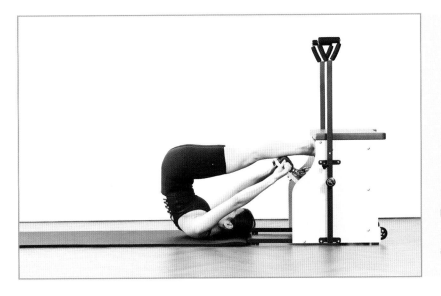

Inhale: 흉추의 굴곡을 증가시키 며 발끝을 더 멀리 밀어낸다.

▶체중이 경추에 실리지 않고 견갑골 에 실려 있어야 한다.

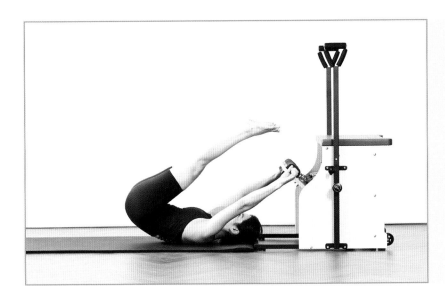

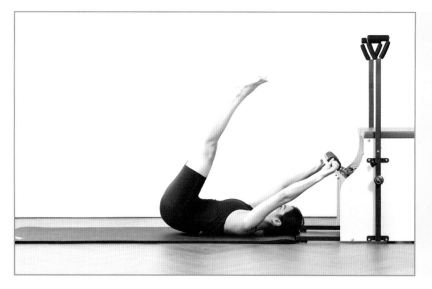

Exhale: 상부 흉추부터 분절하여 Roll down한다.

6

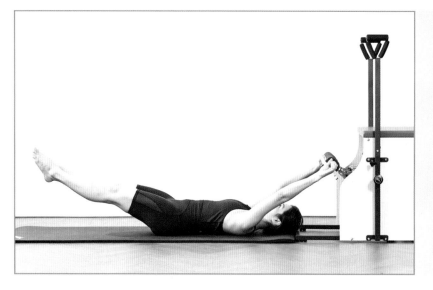

Inhale: 척추를 Imprint하며 다리를 사선 방향으로 길게 뻗어 시작 자세로 돌아간다.

● **주의 사항**

1. 척추를 분절하는 복부의 힘으로 다리를 넘기며 반동을 사용하지 않는다.
2. 동작을 수행하는 동안 견갑골이 반드시 안정되어 있어야 한다.
3. 체중이 경추에 실리지 않고 견갑대에 실릴 수 있도록 한다.
4. 복부가 앞으로 튀어나오지 않게 복횡근 활성화를 유지한다.
5. Roll over, Roll down하는 동안 연속적인 척추 분절 움직임이 일어나게 한다.

25 TORSO PRESS SITTING PREP

기구 조절
1H LOW
1L TOP

반복 횟수
5~10회

- **운동 목표**: 시상면에서 상체의 체중을 이동하는 운동을 진행하는 동안 척추의 굴곡 상태를 유지하는 복부 근육의 지구력, 그리고 몸통과 상지의 협응력을 향상시킨다.
- **목표 근육**: 복직근, 복사근, 견갑골 안정화 근육

- **시작 자세**: Sitting / Neutral
  페달을 등지고 시트 위에 앉는다.
  하지: 두 다리는 골반 넓이만큼 간격을 유지하고 두 발을 박스 위에 올린다.
  상지: 손끝이 뒤쪽을 향하도록 양팔을 외회전하여 몸통보다 약간 뒤로 보낸 상태에서 팔을 곧게 뻗는다.

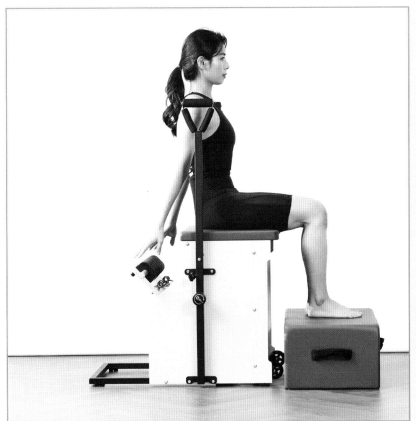
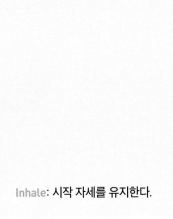

1

Inhale: 시작 자세를 유지한다.

- **주의 사항**

1. 경추가 과하게 굴곡되거나, 손목이 과신전되는 것을 피한다.
2. Roll back을 진행할 때 등이 먼저 내려가지 않고, 골반의 후방 경사를 통해 움직임을 시작한다.

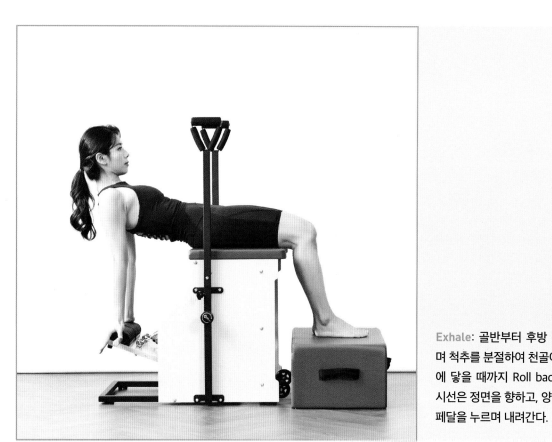

Exhale: 골반부터 후방 경사하
며 척추를 분절하여 천골이 시트
에 닿을 때까지 Roll back한다.
시선은 정면을 향하고, 양손으로
페달을 누르며 내려간다.

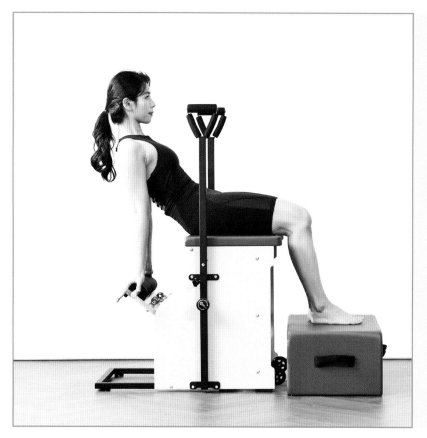

Inhale: 흉곽을 배꼽 방향으로
끌어내리는 느낌으로 상체를 앞
으로 굴곡하여 페달을 반만 들어
올린다.

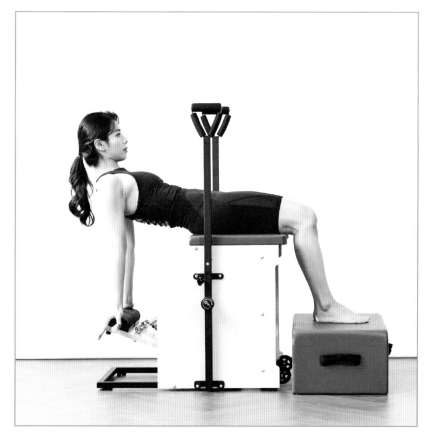

Exhale: 척추의 C자 곡선을 유지하려고 하며 다시 Roll back하여 페달을 눌러 내린다.

▶5~10회 반복

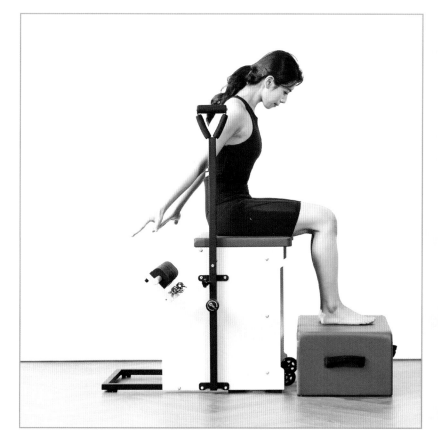

Inhale: 척추의 C자 곡선을 깊게 만들며, 양손이 페달에서 떨어지고 골반이 지면과 수직을 이루는 지점까지 상체를 앞으로 숙인다.

133

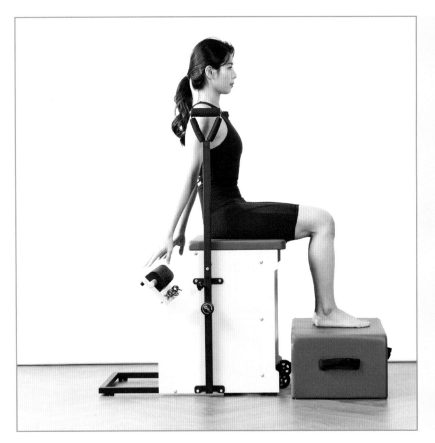

Exhale: 꼬리뼈부터 차례로 척추를 세워 시작 자세로 돌아간다.

● 변형 동작

Pulses 추가하기

페달을 눌러 내리는 Exhale을 3회에 걸쳐 짧게 끊어 진행한다.

26 MERMAID

기구 조절
1H LOW
1L TOP

반복 횟수
각 방향
3-5회

● **운동 목표**: 골반의 안정성을 유지하며 척추의 외측 굴곡 운동을 통해 흉곽의 확장, 측면 가동성을 증가할 수 있다.

● **목표 근육**: 광배근, 고관절 신전근, 복사근

● **시작 자세**: Sitting / Neutral

핸들을 제거하고 시트 위에 앉아 측면을 바라본다.

하지: 두 다리를 나란히 모아 발끝이 정면을 향하도록 곧게 뻗는다. 발목은 Plantar flexion을 유지한다.

상지: 두 팔은 어깨높이만큼 들어 올려 양옆으로 길게 뻗고, 손바닥은 아래쪽을 향한다.

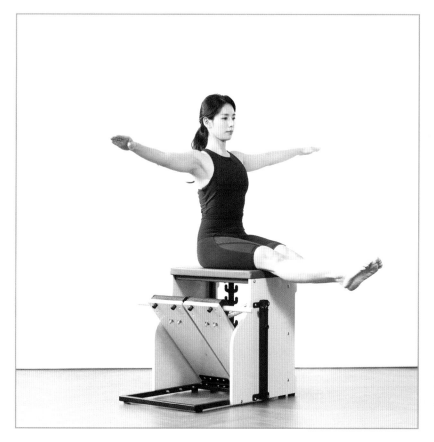

1

Exhale: **시작 자세를 유지한다.**

● **주의 사항**

1. 동작을 수행하는 내내 골반의 안정화를 유지하며 전방, 또는 후방 경사를 이루거나 회전하지 않도록 주의한다.

2. 척추가 굴곡되거나 신전되지 않고, 관상면에서만 움직임을 이어갈 수 있도록 한다.

3. 척추를 외측 굴곡할 때 반대쪽 골반은 바닥을 향해 누르는 힘을 유지하며 골반이 뜨지 않도록 주의한다.

4. 어깨에 과긴장이 발생하지 않도록 견갑골을 안정화한다.

● **변형 동작**

무릎을 굽힌 상태로 동작하거나, 발을 짐볼 위에 올리기

고관절 굴곡근에 불편감이 느껴지거나, 다리를 편 상태로는 골반과 척추의 Neutral 상태를 유지하기 어려운 경우 적용한다.

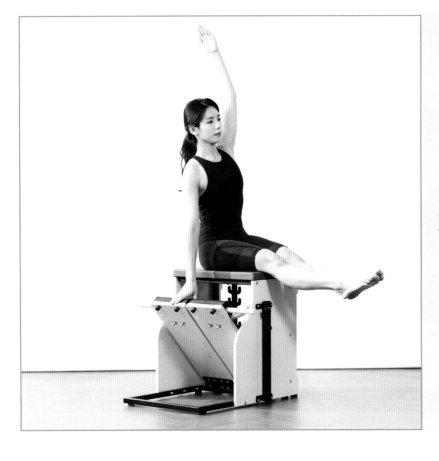

Inhale: 페달 쪽 손은 손끝을 페달을 향해 아래로 내리고, 반대쪽 손은 머리 위로 뻗어 올린다.

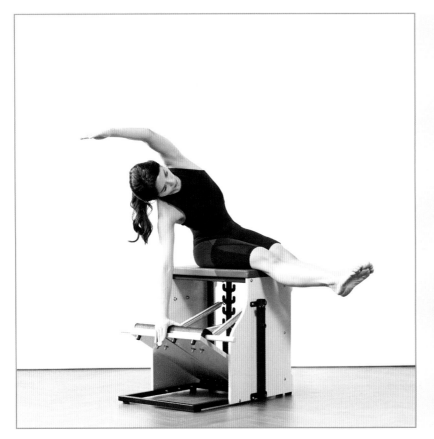

Exhale: 페달을 누르며 척추를 외측 굴곡하고 동시에 척추가 정수리 방향으로 길어지는 느낌을 유지한다.

▶이때 페달 반대쪽 엉덩이를 아래로 누르며 시트에서 많이 떨어지지 않도록 한다.

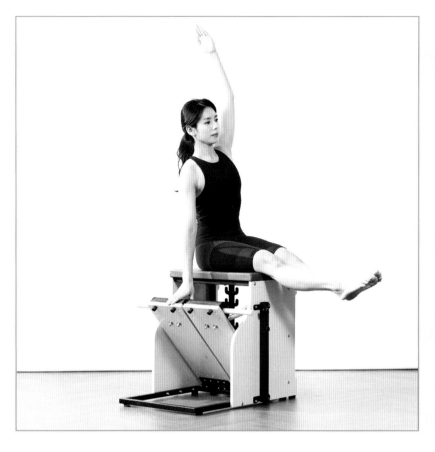

Inhale: 골반부터 차례로 척추를 똑바로 세워 양쪽 엉덩이에 똑같이 체중을 싣는다.

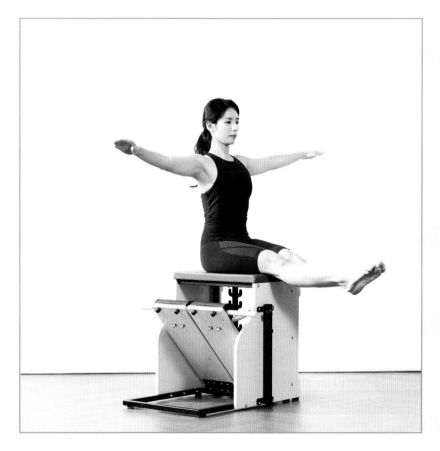

Exhale: 양팔을 옆으로 길게 뻗어 어깨높이만큼 유지하며 시작 자세로 돌아간다.

27 MERMAID KNEELING

● **운동 목표**: 하지를 고정하여 안정시킨 상태에서 척추의 외측 굴곡 운동을 진행하여 몸통의 측면 가동성을 향상시킨다.

● **목표 근육**: 광배근, 고관절 신전근, 복사근

● **시작 자세**: Side-kneeling / Neutral
페달 앞에서 무릎 접어 골반을 선 자세로 측면을 바라본다.
하지: 무릎을 골반 넓이만큼 벌린다.
상지: 페달과 가까운 손은 페달 위에 가볍게 얹고, 반대쪽 손은 옆으로 길게 뻗으며 어깨높이만큼 유지한다.

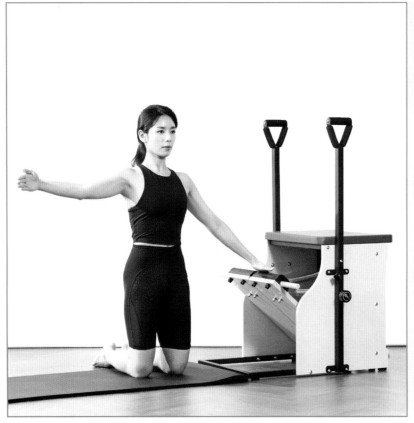

1

Exhale: 시작 자세를 유지한다.

● **주의 사항**

1. 무릎 아래에 패드를 받쳐서 무릎 압박에 대한 부담을 줄인다.
2. 동작을 수행하는 동안 골반이 안정화되어 있어야 한다.
3. 골반이 전방, 또는 후방 경사를 이루거나 회전하지 않도록 주의한다.
4. 척추가 굴곡되거나 신전되지 않고, 관상면에서만 움직임을 이어갈 수 있도록 한다.
5. 어깨가 과긴장되지 않도록 견갑골 안정화를 유지한다.

● **변형 동작**

페달을 누르는 팔의 굴곡, 신전 움직임을 반복하기
외측 굴곡을 유지하며 Arm press 동작을 반복하여 외측 근육의 자세를 유지하는 지구력 및 팔의 근력 강화를 이끌어낸다.

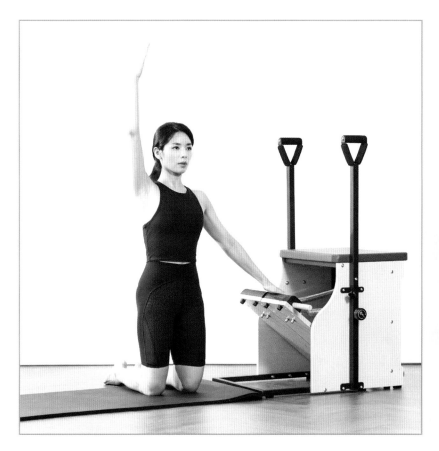

Inhale: 페달 반대쪽 팔을 천장 방향으로 올린다.

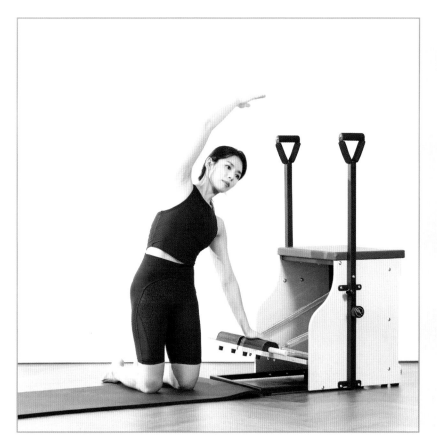

Exhale: 페달을 눌러 척추를 외측 굴곡하며 내려간다.

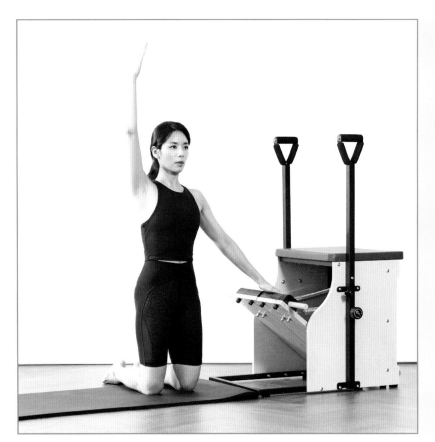

Inhale: 골반 위로 척추를 하나
씩 세워 올리며 페달을 들어 올
린다. 천장 방향으로 뻗은 팔은
그대로 유지한다.

▶5회 반복

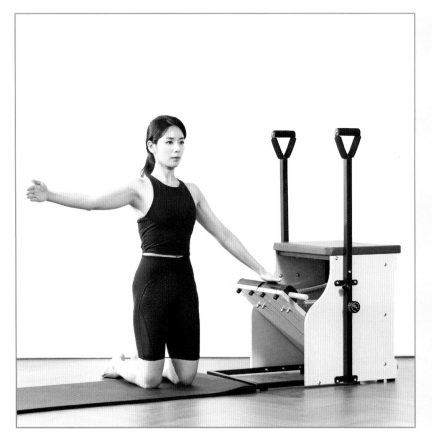

Exhale: 천장으로 들어 올렸던
팔을 다시 어깨높이로 내려 시작
자세로 돌아간다.